OCEANS Self-Healing

HEILUNG
BEGINNT BEI DIR

Disclaimer:

Die in diesem Buch beschriebenen Methoden und Techniken zur Selbstheilung dienen ausschließlich der persönlichen Entwicklung und Weiterbildung. Die vorgestellten Ratschläge, Empfehlungen und Informationen wurden nach bestem Wissen und Gewissen geprüft, dennoch übernehmen die Autoren und die Oceans Self-Healing GmbH keinerlei Haftung für Schäden jeglicher Art. Die Autoren und Oceans Self-Healing GmbH geben keine individuellen Diagnosen oder Therapieempfehlungen.

Das Wissen aus diesem Buch ersetzt keine medizinische, psychologische oder therapeutische Behandlung. Es wird empfohlen, bei gesundheitlichen Beschwerden oder ernsten Erkrankungen immer einen Arzt oder eine Fachperson im Gesundheitswesen zu konsultieren. Sollten Sie bereits in medikamentöser Behandlung sein, empfehlen wir diese auf jeden Fall weiterzuführen. Die Selbstheilungsmethode in diesem Buch kann begleitend gemacht werden. Die Selbstbehandlung geschieht auf eigene Verantwortung und die Autoren übernehmen keine Haftung.

Sollte diese Publikation Links auf Webseiten Dritter enthalten, so übernehmen wir für deren Inhalte keine Haftung, da wir uns diese nicht zu eigen machen, sondern lediglich auf deren Stand zum Zeitpunkt der Erstveröffentlichung verweisen. Im Folgenden wird aufgrund besserer Lesbarkeit meist die männliche Form benutzt. Es können jedoch weibliche und männliche Personen gemeint sein.

Inhalt: Oceans Self-Healing GmbH © 2025
Fotos: Oceans Self-Healing GmbH
Cover, Layout, Grafiken & Lektorat: Ricardo Biron Consulting GmbH
Verlag: BoD · Books on Demand GmbH, Überseering 33,
22297 Hamburg, bod@bod.de
Druck: Libri Plureos GmbH, Friedensallee 273, 22763 Hamburg
ISBN: 978-3-7693-9882-3

OCEANS Self-Healing

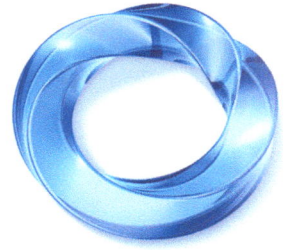

www.oceans-selfhealing .com

info@oceans-selfhealing.com

DANKSAGUNG & WIDMUNG

Hiermit möchten wir uns bei den bewundernswerten Vorreitern auf dem Gebiet der Heilung bedanken. Wir danken den passionierten Frauen und Männern, die es sich zur Aufgabe gemacht haben, die Welt durch ihre Motivation, ihre Überzeugung, ihr Mitgefühl und ihre Hingabe zu einem besseren Ort zu machen.

Ein besonderer Dank geht an all die Menschen, die uns ihr Vertrauen geschenkt haben und schenken. Danke, dass ihr eure Geschichten, Probleme und Freuden mit uns teilt. Danke, dass ihr an uns glaubt und uns die Möglichkeit gibt, einen Teil der Reise, die wir «Leben» nennen, gemeinsam mit euch zu gehen. Wir danken unseren Familien, die uns immer unterstützen und Mut machen, aber auch bereit sind, konstruktive Kritik zu üben.

Achtsamkeit, Akzeptanz und Loslassen sind für uns Schlüsselbegriffe zur Selbstheilung.

Wir widmen dieses Buch allen Menschen, die den Mut haben, den Blick aufs Leben zu verändern und sich entscheiden, ihre Gesundheit selbst in die Hand zu nehmen.

Liebe Leserin, lieber Leser,

Wir widmen dieses Buch mit all unserer Erfahrung und unserer Hingabe dir.
Danke für dein Vertrauen.

VORWORT

Wir sind Jasmin Cherkaoui und Leo Price, zwei unterschiedliche Personen mit der gleichen Überzeugung, und zwar, dass jeder die Fähigkeit besitzt, sich selbst zu heilen. Dieses Buch gibt einen Überblick über unsere Arbeit mit Oceans Self-Healing.

Jasmin: In meiner 20-jährigen beruflichen Laufbahn als Lehrerin war mein Fokus stets der «Mensch» an sich. Schon immer war ich fasziniert von Personen, deren Geschichten, wie sie leben und wer sie wahrlich sind. Jede Begegnung weckte in mir die Neugierde, das Innere der Person zu erkennen. Einen direkten Zugang zu bekommen.

In den letzten Jahren, das ist zumindest mein Eindruck, hatte ich immer mehr mit Schülern zu tun, die gesundheitliche Probleme hatten. Junge Menschen, Anfang zwanzig, mit Rückenproblemen, Depressionen und Panikattacken. Viele von ihnen sind unzufrieden und planlos. Ja, ich würde fast sagen, hoffnungslos. Diese innere Unruhe drückt sich dann nicht nur in emotionalen Schmerzen aus, sondern führt zu echten körperlichen Beschwerden von Menschen, die eigentlich an ihrem persönlichen körperlichen Höhepunkt sein sollten. Die Frage, die sich mir stellte, war: Wie kann das sein? Was bringt diese jungen Menschen Anfang zwanzig an einen Punkt, an dem sie keine Gesundheit, Motivation oder Freude haben, um mit voller Kraft in die Zukunft zu blicken? Und noch wichtiger: Wie kann ich ihnen helfen, die Kraft in sich selbst wiederzufinden?

Die Begeisterung das Innere von jeder Person kennenzulernen, liess mich niemals los und veranlasste mich immer mehr auf diese Suche nach dem Rätsel Mensch, dem Wunder Leben zu gehen. Durch verschiedene Ausbildungen und Diplome wie zum Beispiel Humanenergetik, Yoga und Meditation kam ich dem Thema «Heilung» näher.

Als Kind hatte ich Visionen von Dingen, die dann genau so passierten, konnte aber nie einordnen, was das war und warum ich das hatte. Da mir Esoterik immer etwas unheimlich war, begann ich viel zum Thema «Quantenphysik und Quantenheilung» zu lesen. Endlich hatte ich eine wissenschaftliche Erklärung. Wir sind unsterbliche Wesen, in einem sterblichen Körper und jeder kann lernen, sich selbst zu heilen. Auf körperlicher, geistiger und seelischer Ebene.

Meine Vision ist es, in diesem Leben die beste Version meiner Selbst zum Ausdruck zu bringen und anderen dabei zu helfen, ihren persönlichen Sinn stiftenden Weg zu finden.

Ich bin überzeugt, dass wir alle erkennen werden, welch machtvolle und wunderbare Wesen wir sind. Alle einzigartig und doch alle gleich.

Leo: Ich war schon immer fasziniert von dieser Welt, dem Universum und dem Phänomen des Lebens, insbesondere des menschlichen Lebens. Warum sind wir hier, in diesem erstaunlichen Universum? Warum haben wir hier eine endliche Präsenz? Wie viele andere Welten gibt es, auf denen Leben existiert? Wie kommt es, dass wir nicht wissen, woher wir kommen und wohin wir gehen? Über diese faszinierenden Fragen zur Existenz denke ich täglich nach.

Es ist kein Zufall, dass ich für meine Arbeit einen Weg gewählt habe, der mich in Kontakt mit Menschen und ihren gesundheitlichen Problemen und Herausforderungen bringt. Ich habe diesen Weg gewählt, weil ich das Gefühl hatte, dass er am besten zu dem passt, was mir wichtig ist und was ich in dieser Welt beitragen kann.

In meiner 28-jährigen Laufbahn habe ich unzählige Geschichten und Krankheiten gesehen. Viele meiner Patienten erzählten mir, dass man ihnen gesagt hat, dass man nichts gegen ihre Krankheit tun könne. Diese Aussage hat immer instinktiv einen inneren Widerstand und Frustration in mir ausgelöst. Ich kann dieser Einstellung nicht zustimmen, weil sie einfach keinen Sinn ergibt. Sie stimmt nicht mit der Realität überein. Wir alle haben einen phänomenalen Körper und einen ebenso phänomenalen Geist. Es ist der Geist, der die Kontrolle über den Körper hat, von unseren Ideen und Gedanken bis hin zu Nervenimpulsen und der physiologischen Aktivität.

Viele Forschungsbereiche zeigen, wie dies geschieht. Das bedeutet, dass jeder Mensch seinen Körper und seine Gesundheit mit dem eigenen Geist kontrolliert. Niemand sonst.

Wie kann es also sein, dass sich so viele in der misslichen Lage befinden, nichts für ihre Gesundheit tun zu können? Ich habe mehr und mehr darüber nachgedacht, warum das so ist und vor allem, was getan werden könnte, um den Menschen die Möglichkeit zu geben, ihre Gesundheit zu verbessern.

Ich interessierte mich immer mehr für Heilung, vor allem, weil sie die natürliche Folge des Einsatzes von Geist und Körper ist.

Das Phänomen der Heilung ist nach wie vor weitgehend von Mystik und unbekannten Variablen umhüllt, und doch findet es statt. Warum gelingt es einigen, von schweren Krankheiten zu heilen, während es vielen nicht gelingt?

Meine Leidenschaft ist die Entdeckung dieser unsichtbaren und unmerklichen Welt, die uns umgibt und die den meisten von uns nicht bewusst ist. Mein Interesse ist es, das Phänomen der Heilung zu etwas zu machen, das für jeden zugänglich ist, der das möchte.

Wie du gerade gelesen hast, sind wir beide auf unterschiedlichem Weg an einen Punkt gekommen, an dem wir vor einer Mauer standen:

So viele junge Menschen, die körperliche und psychische Beschwerden haben. So viele Patienten, die unter zahlreichen Gesundheitsproblemen leiden. Zum Beispiel: Rückenschmerzen, Kopfschmerzen, Gliederschmerzen, Verdauungsstörungen, Kreislaufproblemen, Atemnot, psychischer Stress, Müdigkeit und Antriebslosigkeit. Die Liste ist endlos. Viele der Patienten sagen, sie haben das Gefühl machtlos zu sein. Sie denken, dass alles von außen kommt, außerhalb ihres Einflussbereichs. Sie geben oft ihre Verantwortung für ihre Existenz ab, weil sie annehmen, dass die Dinge durch Umstände oder andere Menschen bestimmt werden, die die Macht haben über ihr Leben zu entscheiden (das Wetter, die Wirtschaft, die Einwanderung, der Chef, die Politiker, der Ehepartner, Freunde, Feinde, usw.).

Viele übernehmen die Rolle des Opfers, weil ihnen «das Leben einfach so passiert». Sie fühlen sich beleidigt, gedemütigt, beschämt, schüchtern, unsicher, ängstlich oder eben machtlos.

Wir kamen folglich nicht umhin uns zu fragen, was diese Menschen gemeinsam haben. Was sind die Faktoren, die zu einem emotionalen, energetischen und körperlichen Ungleichgewicht führen? Wo und was ist der Ursprung der Symptome? Warum kommen Schmerzen und Krankheit zu Stande?

Es gibt eine Gemeinsamkeit. Es ist die «Getrenntheit».

Wir sind so sehr von der Welt um uns abgelenkt, dass wir uns vergessen. Wir verwechseln die Dinge, die im Aussen passieren mit uns selbst. Wir schaffen es nicht, eine klare Trennung zwischen dem «Ich» und den Erfahrungen des «Ichs» zu machen.

Nach vielen Jahren intensiver Arbeit haben wir eine Methode entwickelt, die echte Ergebnisse bringt. Mit Oceans haben wir eine Struktur geschaffen, die für jeden geeignet ist, denn sie zielt darauf ab, dass jeder Mensch für sich die Fähigkeit entwickelt sich zu heilen.

Wir haben dieses Buch geschrieben, da wir so vielen Menschen, wie möglich zeigen möchten, wie sie es schaffen, eine neue, gesunde und glückliche Existenz zu erschaffen.

Nachdem du dieses Buch gelesen hast, wirst du unbedingt tiefer in das Geheimnis der Selbstheilung eintauchen wollen und wir geben dir die 3 Schlüssel, die du dazu brauchst.

Für uns ist es fundamental jeden persönlich zu
begleiten, der das will.

Du kannst dich jederzeit gerne zu einem unver-
bindlichen und kostenlosen Gespräche melden:
www.oceans-selfhealing.com

INHALTSVERZEICHNIS

EINLEITUNG

«Das Schönste, was wir erleben können, ist das Geheimnisvolle.»

- Albert Einstein-

Selbstheilung ist geheimnisvoll und gleichzeitig stellt sie ein reales, greifbares, machbares und vor allem wiederholbares Phänomen dar. Bei Selbstheilung handelt es sich nicht um Hokuspokus, sondern um ein Zusammenspiel von Gehirn, Körper und Seele.

Es sind natürliche neurophysiologische und genetische Prozesse in der Zellstruktur und dem Energiefeld des menschlichen Körpers. Das, was Selbstheilung so mystisch und scheinbar magisch macht, ist die Tatsache, dass die meisten von uns nicht wirklich wissen, wie es funktioniert. Zudem glauben die meisten von uns nicht daran, dass sie selbst dazu in der Lage sind.

Dieses Buch verbindet Wissen aus der Epigenetik, der Humanenergetik und der Quantenphilosophie. Es beschreibt, wie unsere DNA und das Nervensystem funktionieren, was das menschliche Energiefeld ist und wie alles in diesem Universum zusammenhängt.

Es werden 3 Schlüssel vorgestellt, wie wir unser Leben nachhaltig verändern können. In der Zukunft wird man in der Lage sein, Selbstheilung besser zu quantifizieren. Ohne Zweifel wird die Forschung beweisen können, dass es sich bei Selbstheilung um ein Zusammenspiel von Körper, Geist und Seele handelt. Es gibt heute schon zahlreiche wissenschaftliche Studien, die auf dem Gebiet im Gange sind, und vor allem gibt es immer mehr Menschen, die verstehen, dass es da noch mehr geben muss, als man uns hat glauben lassen. Dazu jedoch später mehr. Hast du dich jemals gefragt, warum du trotz aller Bemühungen immer wieder auf dieselben Hindernisse in deinem Leben stößt? Fühlst du dich manchmal festgefahren, als ob du keine Kontrolle über deine Gesundheit und dein Wohlbefinden hast? Vielleicht zweifelst du noch daran, ob du die Kraft hast, dein Leben zu verändern. Die Wahrheit ist: Jeder Mensch besitzt die Fähigkeit zur Heilung, unabhängig von seinem aktuellen Zustand. Du musst nur bereit sein, dich darauf einzulassen.

In einer Welt, die uns oft mehr Fragen als Antworten gibt, hast du den ersten wichtigen Schritt bereits getan: Du hast beschlossen, die Verantwortung für dein Wohlbefinden selbst in die Hand zu nehmen und etwas zum Thema «Selbstheilung» zu lesen. Vielleicht fühlst du dich momentan überwältigt oder hilflos. Doch in Wahrheit liegt die Kraft zur Heilung bereits in dir. Dieses Buch wird dir zeigen, wie du diese innere Stärke freisetzen kannst und so dein Leben transformierst. Egal, ob du dich körperlich, emotional oder geistig ausgebrannt fühlst – hier findest du Werkzeuge, um Körper, Geist und Seele in Harmonie zu bringen. Lass uns gemeinsam auf diese Reise gehen.

DIE WESTLICHE
MEDIZIN HEUTE

Was machst du, wenn du Schmerzen hast oder krank bist? Vielleicht über längere Zeit. Sei ehrlich, was sind deine Gedanken und wie gehst du mit der Situation um? Weißt du, wie Medikamente funktionieren? Bist du zufrieden mit der Gesundheitsversorgung, wie sie heute ist? Heutzutage basiert die Gesundheitsversorgung im Westen weitgehend darauf, zu warten, bis Symptome auftreten, um sie dann zu unterdrücken, anstatt ihre Ursache zu bekämpfen. Innerhalb dieses Modells gibt es auf einer Seite den Patienten und auf der anderen Seite den Arzt. Es gibt die unausgesprochene Annahme, dass der Patient nicht weiß, was zu tun ist, wenn ein Gesundheitsproblem auftritt und dass der Arzt daher die volle Autorität hat.

Das standardmäßige medizinische Vorgehen besteht darin, die Symptome zu identifizieren, eine Diagnose zu stellen, die sie beschreibt, jedoch ohne unbedingt die Ursache zu bestimmen, und dann ein pharmazeutisches Produkt zu verschreiben, das darauf abzielt, die Beschwerden zu reduzieren oder zu beseitigen. Dieser Ansatz bleibt folglich größtenteils auf der Ebene der Symptombekämpfung. Leider gibt es nur wenige Ärzte, die versuchen, die Patienten zu ermutigen, aktiv am eigenen Gesundheitszustand mitzuarbeiten und auf den eigenen Lebensstil zu achten. In vielen Fällen fehlt den Ärzten auch leider die Zeit, dies zu tun. Für ein echtes Gespräch und Kennenlernen ist dieses System, das auf zeitliche Effizienz und Rendite baut, nicht gedacht.

Das Kernstück der westlichen Medizin ist ein symptomorientiertes Behandlungsmodell mit Pharmakologie im Mittelpunkt. Die einzige Beteiligung des Patienten ist es, zum Arzt zu gehen und dann ein Medikament einzunehmen. Kannst du dem zustimmen? Wir gehen mit unserer Gesundheit ähnlich um wie mit unserem Auto. Wir benutzen das Auto jeden Tag, genauso wie unseren Körper, und wir denken normalerweise nicht darüber nach, wie diese komplexe Maschine funktioniert.

Jeder weiß, wie man den Tank füllt. Ein schon viel kleinerer Teil kennt sich mit Ölwechsel, der Kühlflüssigkeit oder gar mit der Bremsflüssigkeit aus. Wenn wir uns ehrlich sind, wissen die meisten von uns nicht wirklich viel über das Funktionieren eines Autos und so gehen wir bei einem Problem direkt in eine Autowerkstatt. Wenn man uns sagen würde, wir sollten das Problem selbst in die Hand nehmen, hätten die meisten wahrscheinlich keine Ahnung, wo sie anfangen sollten.

Heutzutage haben wir die genau gleiche Situation mit unserer Gesundheit und es hat sich daher ein ganzes System der Gesundheitsversorgung entwickelt, das dieses Verhalten unterstützt. Die meisten von uns wissen nicht, wie sie sich vor oder nach dem Auftreten von Beschwerden um ihre eigene Gesundheit kümmern sollen. In unserer Gesellschaft fehlt das notwendige Bewusstsein dafür, dass jeder von uns individuell in der Lage ist, sich selbst zu heilen. Es herrscht eine allgemeine Entmachtung der Menschen, wo eigentlich totale Autonomie bestehen sollte. Wir leben in einer Zeit, in der es ein Irrglaube darüber gibt, wie wir unsere eigene Gesundheit mitgestalten können.

Welche Rolle spiele ich in meinem Heilungsprozess? Was kann ich selbst tun? Die meisten Menschen würden intellektuell zustimmen, dass jeder von uns für seinen Körper und seine Gesundheit verantwortlich ist, allerdings wissen die meisten nicht wirklich, wie sie ihre Physiologie und die tägliche Funktionsweise ihres Körpers steuern können, um in einem Zustand guter Gesundheit zu bleiben. Die meisten von uns wissen auch nicht wirklich, warum oder wie sie krank werden.

Es soll an diesem Punkt klar gesagt sein, dass dies kein Angriff auf Mediziner sein soll. Im Gegenteil. Sie verdienen unsere ganze Anerkennung und Wertschätzung. Nein, es soll vielmehr ein Weckruf für jeden sein, der nicht Medizin studiert hat und aus diesem Grund seine eigene Fähigkeit zu fühlen und zu verstehen ausser Acht lässt.

Wie bereits gesagt, gehen die meisten Menschen, wenn sie ein Gesundheitsproblem haben, **direkt** zum Arzt. Dies ist ein Standardverfahren. Es ist automatisch, nicht wahr? Wir bringen das Auto in die Werkstatt. Wir hinterfragen nichts. Nun, es ist doch offensichtlich: *«Der Arzt hat Medizin und den Körper studiert; dafür ist er da. Ärzte wissen alles über Gesundheit, während der Rest von uns nicht wirklich etwas über den Körper weiss.»* Dies ist zumindest die gängige Meinung, die in unserer Gesellschaft vorherrscht. Aber ist das wirklich so?

Die westliche Medizin hat heute erstaunliche Antworten auf Gesundheitsprobleme, die früher unbehandelbar waren und wir sind sehr dankbar dafür. Sie verbessert ständig ihr Verständnis darüber, wie Krankheiten funktionieren.

Es muss jedoch auch gesagt werden, dass, obwohl sich die Dinge weiterentwickeln, sich die Denkweise immer noch auf das «Nach-Ereignis» fokussiert. Man spezialisiert sich darauf, die Teile aufzusammeln, nachdem die Gesundheit zerbrochen ist. Wie gerade gesagt, wird die Medizin immer besser darin, das Funktionieren von Krankheiten zu verstehen. Wäre es vielleicht nicht wichtiger zu erforschen, wie wir Krankheiten überhaupt erst erzeugen, und noch besser, wie wir die unermessliche Kraft des Geistes und des Nervensystems nutzen können, um die eigene Heilungskapazität des Körpers zu mobilisieren? Vorsicht statt Nachsicht?

Es gibt nur sehr geringe Finanzmittel für Forschung in Richtung Vorbeugung, obwohl jede durchgeführte Studie zur Prävention ohne Ausnahme zeigt, dass Prophylaxe in jeder Hinsicht ein Gewinner ist. Sowohl für die Gesundheit der Menschen als auch für finanzielle Einsparungen des Gesundheitssystems wäre Prävention die weitaus bessere Option. Die großen Gelder in der Gesundheitsindustrie werden jedoch nicht investiert, um zu verstehen, wie und warum wir krank werden, sondern der Großteil der Investitionen fließt in die Pharmakologie.

Pharmazeutische Produkte sind dazu da, Symptome zu behandeln, anstatt die eigentliche Ursache des Problems anzugehen. Dies liegt daran, dass sie darauf ausgelegt sind, entweder die zelluläre Aktivität zu stimulieren oder zu unterdrücken, ohne tatsächlich zu klären, warum es überhaupt zu einem Übermaß oder einem Mangel an zellulärer Aktivität gekommen ist. Die meisten Pharmazeutika versuchen dieses Ungleichgewicht in der Zellfunktion direkt und lokal zu bekämpfen, ohne unbedingt den Grund für die Dysfunktion zu kennen. Dies ist auch der Grund, warum sie oft Nebenwirkungen hervorrufen, da der Körper aus komplexen Systemen von Zellen besteht, die als Organe oder Gewebesysteme funktionieren. Diese Systeme sind alle miteinander verbunden und interagieren ständig, während sich Pharmazeutika im Allgemeinen auf einen Zellrezeptor oder einen Aspekt der Zellfunktion konzentrieren. Medikamente sind so konzipiert, dass sie eine direkte Wirkung auf eine Zielzelle haben, indem sie an Rezeptoren auf der äußeren Zellmembran andocken. Diese Rezeptoren wirken wie Ein- und Ausschalter für bestimmte Aktivitäten in der Zelle.

Wenn man eine Gruppe von Zellen im Körper dazu zwingt, ihre Funktion zu erhöhen oder zu verringern, zwingt man automatisch zahlreiche andere miteinander verbundene Gewebesysteme dazu, ihre Funktion ebenfalls zu ändern, weil sie komplex voneinander abhängig sind und darauf ausgelegt sind, ihre jeweilige Funktion in Abhängigkeit der anderen Systeme zu regulieren. Indem man eine Zunahme oder Abnahme in einem Gewebe erzwingt, bringt man andere abhängige Gewebe, die einwandfrei funktionieren, dazu, ihre Wirkung zu kompensieren. Es kommt in vielen Fällen zu einem weiteren Ungleichgewicht und es treten Nebenwirkungen auf. Ein klassisches Beispiel sind Medikamente für Schlafstörungen. Sie wirken auf die Serotonin-Rezeptoren, die im Gehirn vorhanden sind. Das Problem entsteht, da es sowohl im Gehirn als auch im Verdauungstrakt Serotonin-Rezeptoren gibt. Menschen mit Schlafstörungen, die sich mit Schlaftabletten behandeln lassen, haben vielleicht eine Verbesserung des Schlafs, aber häufig Verdauungsstörungen, wie Verstopfungen, Gas im Magen oder Übelkeit. Beschwerden, die vor der Einnahme der Medikamente nicht vorhanden waren.

Lasst uns eine bildhafte Analogie erstellen: Dein Haus brennt. Ein ohrenbetäubender Alarm wird ausgelöst. Also entfernst du die Sicherung des Alarmsystems, um das unangenehme Geheule zu beseitigen, anstatt das Feuer zu finden und es zu löschen. Jetzt entdeckst du jedoch, dass die Küchengeräte und die Lichter in deiner Küche nicht mehr funktionieren, da sie an den gleichen Stromkreis wie der Feueralarm angeschlossen sind. Du kannst also nicht mehr kochen, den Kühlschrank oder die Spülmaschine benutzen und siehst auch nichts mehr, da das Licht nicht funktioniert. Das wirklich tragische daran ist, dass wenn es kein Alarmsystem (Schmerzen) mehr gibt, man schnell vergisst, dass das Haus noch in Flammen steht.

Ein Beispiel:
Du hast Magenschmerzen. Es ist sehr unangenehm. Sie sind seit ein paar Monaten da und werden allmählich schlimmer. Du bekommst also ein Rezept für Antazida, um die unangenehmen Schmerzen zu beseitigen, anstatt zu erforschen, was die Schmerzen verursacht. Darüber hinaus hast du seit Beginn der Einnahme auch häufig Verstopfung und Übelkeit. Dein Appetit hat abgenommen, was nicht gut ist, denn du kannst dein Essen

nicht mehr so richtig genießen. Das Schlimmste dabei ist, dass die Magenschmerzen zwischen den Einnahmen von Antazida sogar noch schlimmer werden. Kannst du sehen, warum diese Art der Behandlung eines Gesundheitsproblems in vielen Fällen völlig unzureichend ist? Wir übernehmen keine Verantwortung dafür, dass wir unsere Physiologie selbst steuern können. Wir versuchen nicht herauszufinden, woher das Problem kommt oder was wir tun können. Sind wir uns ehrlich, ein Medikament einzunehmen ist die einfachere und vor allem schnellere Lösung. Sie bringt in vielen Fällen jedoch nicht wirklich Heilung, sondern kann sogar zusätzliche Nebenwirkungen verursachen.

Wir möchten jedoch nochmals ganz klar sagen: Zum Glück gibt es Medikamente. Es gibt extreme Situationen oder Krankheiten, in denen Pharmazeutika die Krankheitsbilder und lebensbedrohliche Zustände stabilisieren und so Leben retten.

Wir möchten einfach nur eine gewisse Sensibilität und Aufmerksamkeit Medikamenten gegenüber wecken. Solange die Gesundheitsversorgung auf den finanziellen Interessen der Pharmaindustrie basiert und wir unsere Denkweise nicht umstellen, werden wir keine Veränderung in unserem Ansatz zur Krankheit im Mainstream sehen.

Hier sind einige der Vor- und Nachteile des heutigen Gesundheitsmodells kurz zusammengefasst:

Die Vorteile der Medizin in ihrer jetzigen Form:

- Medikamente haben oft eine schnelle Wirkung auf die Reduzierung der Symptome, insbesondere Schmerzen.
- Einige Lösungen retten Leben.
- Es ist bequem; der Patient benutzt einfach die Produkte und muss nicht weiterdenken oder selbst etwas tun.
- Es ist schnell und zugänglich, da die Medikamente verfügbar sind.
- Der Einzelne muss nicht wissen oder verstehen, warum das Problem aufgetreten ist.
- Die finanziellen Investitionen sind darauf ausgerichtet, mehr über Krankheiten zu erforschen.

Die Nachteile der Medizin in ihrer jetzigen Form:

- Die Pharmaindustrie existiert, weil es Krankheiten gibt. Würde es keine Krankheiten mehr geben, hätte sie keine Arbeit mehr.
- Die Pharmaindustrie zielt nicht darauf ab, endgültige Lösungen für Gesundheitsprobleme zu schaffen, weil es nicht in ihrem finanziellen Interesse liegt, die Ursache der Krankheiten zu verstehen oder dauerhaft zu lösen.
- Der Patient wird nicht ermutigt, Verantwortung für seine Situation zu übernehmen, weil dies die Einnahmen eingrenzen würde.

- Der Patient zieht keinen wertvollen Nutzen aus der Krankheit, weil er nicht dazu ermutigt wird, sich darüber bewusst zu werden, warum sie aufgetreten ist.
- Pharmazeutika lösen oft Nebenwirkungen aus, die neue gesundheitliche Probleme schaffen können.
- Die Kosten für die öffentliche Gesundheitsversorgung sind enorm und steigen ständig.
- Finanzielle Rendite steht über dem Wohl des Patienten.

Das gegenwärtige Paradigma der westlichen Medizin funktioniert, weil wir noch nicht wirklich verstanden haben, dass jeder von uns seine individuelle Gesundheit selbst in der Hand hat und wir die Fähigkeit haben, selbst zu heilen.

Das ideale und intelligentere Gesundheitsmodell wäre eines, bei dem das System beginnt, die Verbindung zwischen Geist und Körper zu erforschen. Ärzte würden eine erweiterte Rolle übernehmen; die des Begleitens. Sie würden dem Patienten helfen, in sich selbst die inhärente Fähigkeit zu finden, seinen emotionalen und physiologischen Ausdruck zu verändern. Pharmazeutika würden in diesem neuen System immer noch eine wichtige Komponente in der Gesundheitsversorgung darstellen, jedoch nur in einer unterstützenden Funktion.

Die Fähigkeit zur Selbstheilung ist eine realistische Alternative, wenn wir an die unglaubliche Kraft denken, die unser Geist über unser Nervensystem hat. Schließlich ist unser Gehirn der Dirigent über unser persönliches Universum aus Billionen von Zellen.

Denkanstösse und Notizen:

1. Das heutige westliche Gesundheitssystem wartet, bis Symptome auftreten, um sie dann zu unterdrücken.
2. Es ist eine Medizin der Nachsicht anstatt der Prävention und Interpretation.
3. In einem visionären Gesundheitssystem würden die Ärzte eine begleitende Rolle übernehmen. Sie würden ihren Patienten dabei helfen, ihre inhärente Fähigkeit zur Selbstheilung zu entwickeln.

1. Wie verhältst du dich, wenn du Schmerzen hast?
2. Ist es dir wichtig, die Ursache zu verstehen?
3. Welche Erfahrungen hast du persönlich mit dem Gesundheitssystem gemacht und was denkst du darüber?

Oceans zeigt dir eine *alternative Variante*, um mit Gesundheit und Krankheit umzugehen. Wir wollen, dass so viele Menschen wie möglich erfahren, wie sie sich selbst heilen und ein echtes Ergebnis für ihr Leben haben.

MINDSET - ÄNDERE DEINE DENKWEISE

DAS ELEKTROMAGNETISCHE SPEKTRUM UND UNSERE WAHRNEHMUNG

Hast du schon einmal Radiowellen gesehen? Nein? Komische Frage, schon klar, aber wir wollen auf etwas ganz Bestimmtes hinaus. Lass dich überraschen.

Auf der Website des Max-Planck-Instituts für Radioastronomie ist zu lesen, dass das sogenannte elektromagnetische Spektrum verschiedene Arten von Wellen (elektromagnetischer Natur) beinhaltet. (Max-Planck-Institut, 2024)

Radiowellen sind die längsten Wellen und bewegen sich zwischen 3 kHz und 300 GHz. Wir alle hören Radio und sind kollektiv damit einverstanden, dass es Radiowellen gibt, obwohl wir sie nicht sehen können. Anbei findest du eine kleine Skizze, die uns die verschiedenen Arten von elektromagnetischen Wellen zeigt. Wie du direkt erkennen wirst, ist für das menschliche Auge nur ein sehr kleiner Teil sichtbar.

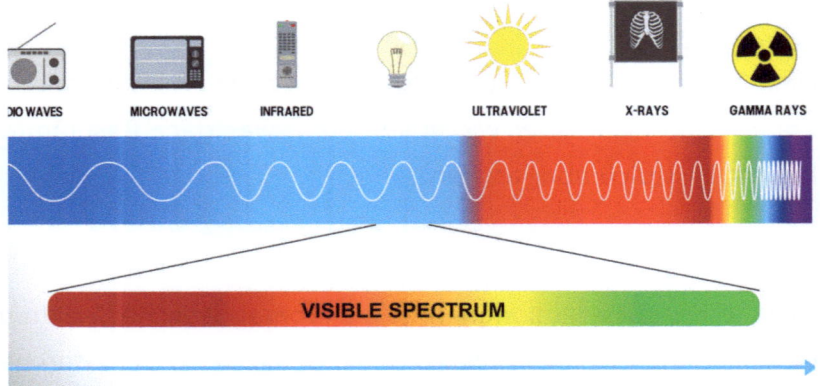

Abbildung 1: Elektromagnetisches Spek-

Also, wir können Radiowellen nicht sehen. Wir können auch unseren Geist nicht sehen, und doch nutzen wir ihn jeden Tag für alles im Leben. Das sind zwei unsichtbare Entitäten, beide ohne Masse. Sie sind beide für unseren Sehsinn nicht wahrnehmbar. Die Radiowellen sind leicht messbar, wurden gut erforscht und gelten als alltäglich und werden als selbstverständlich angesehen. Der Geist ist schon etwas abstrakter und ist im Wesentlichen noch weitgehend unbekannt, nicht wirklich quantifiziert und es fällt uns schon schwerer wirklich zu verstehen, wie er funktioniert. Dennoch wissen wir mit Sicherheit, dass der Geist existiert, trotz des erheblichen Mangels an wissenschaftlichen Beweisen dafür. Nur weil die Wissenschaft (noch) nicht wirklich fähig ist, ein bestimmtes Phänomen wie den Geist zu messen, bedeutet das nicht, dass dieses Phänomen nicht existiert.

Barbara Ann Brennan, die an der Universität von Wisconsin Physik studierte, dann einen Master in Aeronomie machte und als Forscherin am Goddard Space Flight Center der NASA arbeitete, war nach ihrer Karriere in der Astrophysik eine der begabtesten Heilerinnen der Welt. Sie konnte das innere körperliche Gewebe von Menschen mit freiem Auge beobachten und das energetische Feld des Körpers wahrnehmen. Sie beschreibt sehr schön, wie die Wissenschaft mit neuen Phänomenen umgeht:

«Immer wieder werden neue Phänomene entdeckt, die mit den bestehenden Theorien nicht erklärt werden können. Neue Theorien werden durch eine neue Zusammenführung von bereits existierenden Erkenntnissen gefunden, die vorher widersprüchlich erschienen; neue Experimente werden erdacht und ausgeführt, bis Experimente und mathematischer Beweis übereinstimmen. Die neuen Theorien werden, nachdem sie bewiesen sind, zu Naturgesetzen (…) Die neuen Ideen fließen in unseren Alltag ein und unsere Selbstvorstellung verändert sich.»

(Brennan, 1987, S. 49-50)

Das Gleiche gilt auch für andere Aspekte des Menschseins. Dinge existieren, auch wenn es für uns «noch» kein Naturgesetz darstellt. Könnte es sein, dass es einen noch weitgehend unerforschten Aspekt unseres Wesens gibt? Könnte dieses Element vielleicht einer der wichtigsten Aspekte dessen sein, was uns als lebendiges Wesen ausmacht? Insbesondere in Bezug auf unsere Gesundheit? Könnte es das fehlende Puzzleteil sein, das uns die Fähigkeit gibt, unsere Gesundheit leicht zu steuern und uns nach Belieben selbst zu heilen? Oceans ist überzeugt, dass es so ist und wir wollen dieses Wissen mit dir teilen.

DAS ENERGIEFELD UNSERES KÖRPERS

Es gibt eine Dimension des menschlichen Lebens, die allgegen-
wärtig ist, in und um jeden von uns, und doch bleibt sie größtenteils unbemerkt, weil die meisten von uns nicht in der Lage
sind, sie mit den Augen wahrzunehmen. Es ist die Frequenz, die
jeder von uns aussendet. Es ist das Energiefeld, das uns umgibt.

Die Wissenschaft ist derzeit noch nicht wirklich daran interessiert, diese Dimension zu messen oder zu definieren, ähnlich
wie sie Gedanken, Ideen oder
Emotionen nicht vollständig messen oder definieren kann.

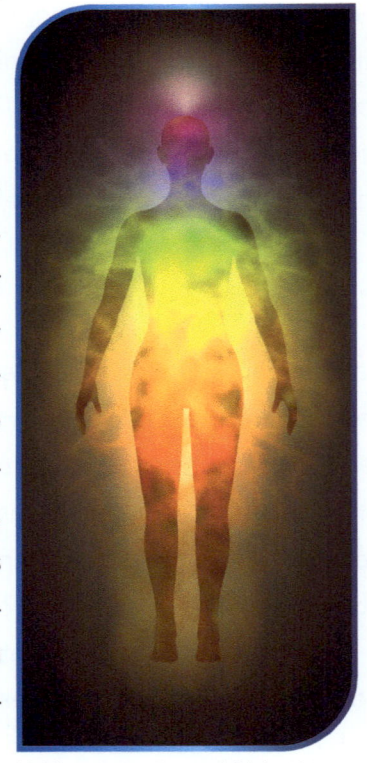

Eine der großen Vorreiterinnen
auf diesem Gebiet war Valerie Vir-
ginia Hunt (1916-2014). Sie war
eine US-amerikanische Wissen-
schaftlerin, Autorin und ehemali-
ge Professorin für physiologische
Wissenschaften an der Universität von California, Los Angeles.
Sie ist eine der wenigen, die das
menschliche Energiefeld im Rahmen wissenschaftlicher Studien
erforschte und verschiedene Pub-
likationen zum Thema

Abbildung 2: Das Energiefeld des Körpers

«Bioresonanz» veröffentlichte. (Hunt, 2009)

Obwohl es leider erst wenige Erforschungen auf dem Gebiet gibt, ist das menschliche Energiefeld vorhanden und bildet einen realen Teil der lebendigen, menschlichen Form.

Man könnte sie fast mit einem Magnetfeld vergleichen, das einen Magneten umgibt. Es besteht eine Beziehung zwischen dem physischen Objekt und dem Feld, welches das Objekt umgibt. Ein Magnetfeld ist für unsere Augen normalerweise nicht sichtbar. Wir können es auch nicht hören, berühren, riechen oder schmecken. Das gleiche gilt für das menschliche Energiefeld.

Diese unsichtbare Dimension steht in engem Zusammenhang mit unseren physischen und emotionalen Erfahrungen, ob bewusst oder unbewusst. Mit anderen Worten: Alles, was wir erleben, wird in diesem unsichtbaren Feld repräsentiert oder ausgedrückt. All unsere Gedanken, unsere Emotionen und das, was wir mit unseren Körpern erleben, ob wir wach sind oder schlafen.

Dieses unsichtbare Energiefeld könnte in gewisser Weise mit dem Internet verglichen werden. Es ist universell in seiner Struktur; jeder von uns hat dieselbe Feldstruktur, da unsere jeweiligen Energiefelder eine Erweiterung eines einzigen Energiefeldes sind. Wir sind daher alle durch diese gemeinsame Energie miteinander verbunden - Eine gemeinsame Quelle.

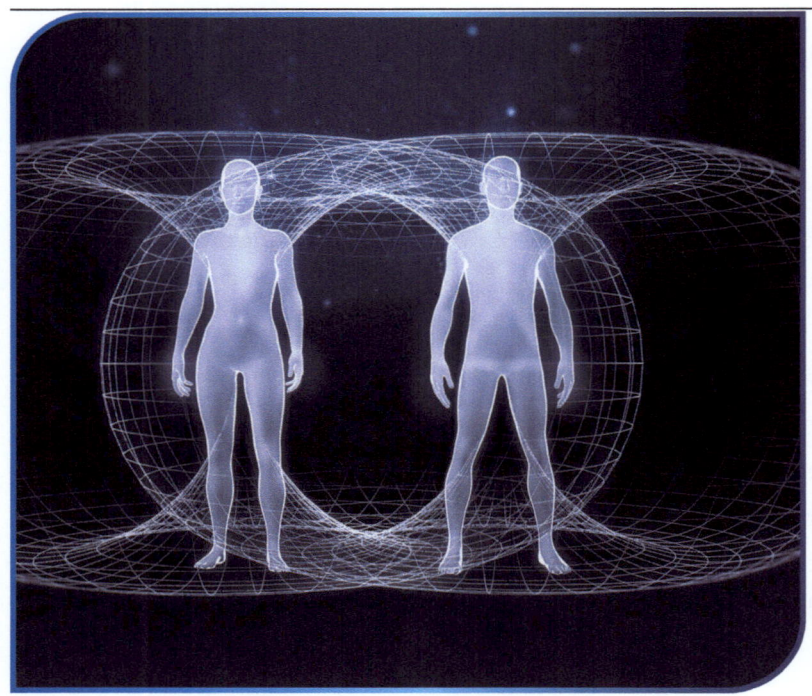

Abbildung 3: Verbindung der Energiefelder

Aus physischer Sicht sind wir alle Individuen, jedoch sind wir, energetisch gesehen, alle Teil des gleichen Bewusstseins oder Feldes. Wir werden im Kapitel über die Quantenphilosophie noch genauer darauf eingehen.

Wir können uns das so vorstellen: Die Energiefelder zweier Personen entsprechen zwei individuellen Mobilfunknetzen, aber sie sind fähig miteinander zu kommunizieren, da sie die gleiche Wellenband- Frequenz nutzen.

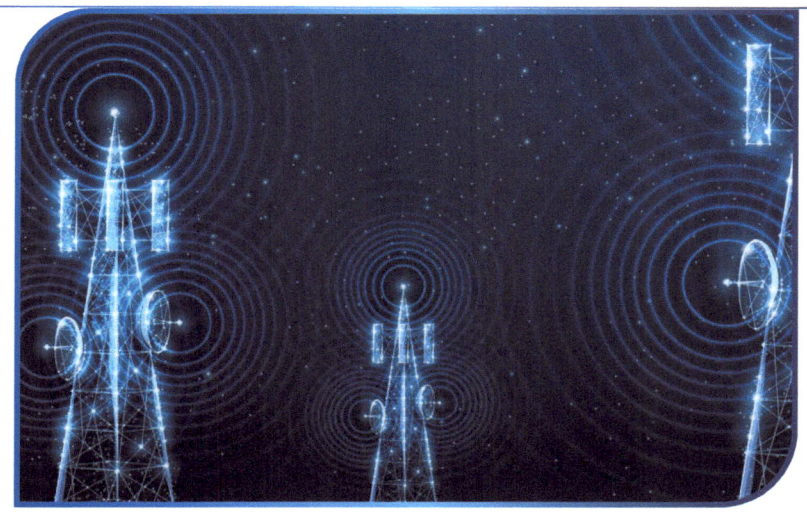

Abbildung 4: Mobilfunknetz

Obwohl jeder für sich von seinem eigenen Feld umgeben ist, interagieren wir auf der gleichen Wellen- Bandfrequenz, dem sogenannten universalen Energiefeld. Tatsächlich findet auf dieser subtilen Ebene ein ständiger Austausch zwischen Menschen statt. Unser Feld sendet und empfängt ständig Informationen von der Aussenwelt.

Du hast bestimmt schon von Telepathie gehört. Ein Phänomen, bei dem Menschen einfach durch das Erfassen der Gedanken und Ideen miteinander kommunizieren können. Eine interessante Beobachtung ist, dass einige Zwillinge oft ein erhöhtes Maß an telepathischen Fähigkeiten zeigen. Auch hellseherische Fähigkeiten sind ein Beispiel dafür, wie dieses Universalfeld subtil kommuniziert. Kennst du Menschen, die manchmal Visionen, Vorahnungen oder Träume von Ereignissen haben, bevor sie eintreten? Viele von uns haben die Erfahrung gemacht, scheinbar zufällig an eine Person zu denken, mit der wir schon lange keinen Kontakt mehr hatten, um dann innerhalb der folgenden Tage einen Anruf von genau dieser Person zu erhalten. Dies ist kein Zufall; es ist ein Beispiel dafür, wie das Energiefeld arbeitet.

Zum Thema «menschliches Energiefeld» gibt es viel zu entdecken und zu verstehen, besonders im Zusammenhang mit Gesundheit. Das Arbeitsheft, das für dieses Buch vorbereitet worden ist, stellt einige Techniken zu diesem Thema vor, die uns helfen können, diesen subtilen Teil von uns besser zu verstehen und kennenzulernen. Einige der bekanntesten Wege dorthin sind Meditation oder auch Yoga. Techniken, die darauf zielen Körper und Geist zu verbinden. In unserer Buchreihe zum Thema «Heilen» gehen wir genauer auf diese energetische Dimension des Menschen ein.

DIE FOKUSSIERUNG DES GEISTES

Unsere Physiologie und unser Energiefeld passen sich dem an, wie wir das Leben erleben. Das heisst, wie wir auf die Erfahrungen in unserem Leben reagieren. Schauen wir uns also zunächst an, wie wir Erfahrungen erschaffen:

Wir nehmen über unsere Sinne Informationen der Aussenwelt wahr. Diese werden dann von verschiedenen Zentren im Gehirn bearbeitet, insbesondere vom limbischen System (der Anteil von unserem Gehirn, der für Emotionen verantwortlich ist). Das autonome Nervensystem im Gehirn reagiert direkt auf unsere Emotionen und Gefühle und ist dafür verantwortlich, die notwendigen Nervenimpulse auszugeben, damit der Körper sich gemäß den entsprechenden Emotionen verhält.

Durch eine Kombination von Nervensignalen und chemischen Botenstoffen (sogenannten Neuropeptiden, Hormonen und Neurotransmittern) wird Bedeutung an die vielen Billionen Zellen im ganzen Körper weitergegeben.

Kurz gesagt: Wahrnehmung durch die Sinne – Beurteilung der Situation (gut oder schlecht) – Emotion- körperliche Anpassung und Reaktion.

Durch diesen Prozess erleben wir dann schlussendlich eine bestimmte und einzigartige Erfahrung. Unser ganzes Wesen ist daran beteiligt. Die übergeordnete Kontrolle hat jedoch unseren Geist.

Aus rein biologischer Hinsicht ist dies die fundamentale Aufgabe für uns Menschen. Wir nehmen unsere Welt wahr, beurteilen und reagieren. Diese mentale Verarbeitung wird oft für Dinge aufgewendet, die uns stressen, weil Stress für uns Priorität hat. Wir sind so gebaut, dass wir mehr Aufmerksamkeit auf Dinge richten, die unser Wohlbefinden potenziell gefährden können, da sie unsere Fähigkeit zu überleben erhöhen. Indem wir unserem Hirn-Kino erlauben, die schlimmsten Filme zu drehen, was in einer Situation passieren könnte, versuchen wir uns auf eine eventuelle Gefahr vorzubereiten. Das Problem bei dieser Schutzfunktion ist, dass wir oft nicht mehr aus diesem Kino der Negativität herauskommen und unser Fokus auf dem «Schlimmsten» bleibt. Die bewusste Fokussierung des Geistes hat eine starke Wirkung auf die Beruhigung der neurologischen Aktivitäten im Gehirn. Es ist also nicht überraschend, dass ein klarer Fokus auch den Körper in einen stabilen Zustand zurückführt, der für eine bessere Gesundheit förderlich ist.

Im Zusammenhang mit Selbstheilung reduziert die Veränderung unseres mentalen Zustands die negativen Auswirkungen stressiger Gedanken auf unseren Körper und verbessert somit unser Wohlbefinden. Es ist wichtig zu verstehen, dass die stressigen Umstände möglicherweise gleich bleiben. Das heißt, die Welt um uns wird sich nicht unbedingt verändern, aber durch die Fokussierung des Geistes verändern wir unsere Wahrnehmung von uns selbst und den Dingen. Indem wir unsere Wahrnehmung ändern, verändert sich das Verhältnis, das wir persönlich mit der Welt haben und damit auch unser physiologischer Zustand, denn der Körper passt sich immer dem Geist an.

Die folgenden Beispiele zeigen, was wir damit meinen:
In einer Situation bleiben die Umstände gleich. An einem gewissen Punkt ändert sich jedoch unser mentaler Zustand (wir haben ein anderes Gefühl) gegenüber der Sache. Da unser geistiger Zustand (unsere Wahrnehmung) sich geändert hat, wird es für uns eine grundsätzlich andere Erfahrung. Der Sachverhalt bleibt der Gleiche. Es hat sich nur unsere persönliche Bewertung der Situation verändert.

- Du hast einen sehr langen Spaziergang gemacht und du fühlst dich total erschöpft. Du schleppst dich mit letzter Kraft nach Hause. Du weißt, es dauert vielleicht noch 30 Minuten und plötzlich bekommst du einen Anruf: Deine Partnerin /dein Partner ist überraschend früher nach Hause gekommen und erwartet dich. *Von einem Moment auf den anderen hast du wieder Kraft in den Beinen und du eilst nach Hause. Die halbe Stunde vergeht wie im Flug.*

- Du hast eine etwas gefährliche und schwierige Aufgabe zu erledigen und du machst dir grosse Sorgen, ob du es schaffst. Dann sagt dein(e) beste(r) Freund(in), dass sie/er dir damit helfen wird. *Plötzlich scheint dir die Aufgabe nicht mehr ganz so gefährlich und schwierig. Geteiltes Leid ist halbes Leid.*

Die Umstände in diesen zwei Situationen bleiben gleich: Wir sind erschöpft nach dem Spaziergang, die Aufgabe ist schwierig und etwas gefährlich. Nur unsere Art, die Umstände wahrzunehmen, hat sich verändert. Unsere Wahrnehmung hat sich verändert, das heißt, die Qualität unserer Gefühle hat sich ebenfalls verändert.

Den Fokus bewusst zu setzen und unsere Wahrnehmung der Dinge zu steuern, ist die effektivste und kraftvollste Grundlage, um unsere Gesundheit und unser Leben positiv zu beeinflussen.

Um den Kreis zu schliessen, sei an dieser Stelle gesagt, dass genau so, wie unser Körper auf Spannung oder Emotionen im Gewebe reagiert, verändert sich auch unser Energiefeld. Es wird verzerrt, variiert in Form, Aussehen und Farbe. Wie wir schon gelesen haben, drückt dieses Feld alles aus, was wir sind und erleben. Unsere Gedanken, Ideen und Emotionen kommen folglich sowohl in unserem physischen Körper als auch in unserem energetischen Körper zum Ausdruck.

Da alles, was wir erleben, gleichermaßen in der physischen und der subtilen Dimension unseres Seins repräsentiert wird, ist es naheliegend, dass auch Krankheit keine Ausnahme ist.

Gegenwärtig behandeln wir Krankheiten fast ausschließlich auf der physischen Ebene, ohne die subtile Dimension zu berücksichtigen. Es ist daher nicht verwunderlich, dass Gesundheit oft ein schwer fassbares Erlebnis ist, bei dem uns häufig nur die Hoffnung auf eine gute Genesung bleibt.

Wie wäre es, wenn wir beginnen könnten, an der subtilen Ebene unseres Seins zu arbeiten? Was wäre, wenn wir lernen könnten, mit unserem Energiefeld zu arbeiten, um eine Balance in dieser subtilen Dimension herzustellen, um damit eine positive Auswirkung auf unseren physischen Körper zu haben?

Es besteht kein Zweifel daran, dass dies möglich ist. Das Physische und das nicht Physische sind eng miteinander verbunden und beeinflussen sich ständig gegenseitig. Wir sind als Wesen eine komplexe Einheit, die beiden Welten angehört.

Das Selbstheilungsmodell von Oceans basiert darauf, sowohl den körperlichen Aspekt unseres Seins als auch den energetischen oder immateriellen Aspekt anzusprechen. Wir wissen,

dass unser gesundheitlicher Ausdruck durch das Zusammenspiel dieser beiden Komponenten entsteht. Der Heilungsprozess erfordert die Fähigkeit, mit beiden Teilen unseres Wesens
zu arbeiten. Denke an das Beispiel des Magneten zurück. Wir
können das Magnetfeld nicht sehen und doch existiert es und
beeinflusst die Materie. Indem wir lernen, mit unserem Energiefeld zu arbeiten, erlangen wir das wichtigste Werkzeug, um
eine bemerkenswerte Gesundheit zu fördern und die Fähigkeit
zur Selbstheilung zu entwickeln. Das Beste daran ist, dass du
nicht einmal unbedingt erlernen musst das Energiefeld zu sehen. Obwohl auch das möglich ist. Du hast bestimmt schon von
Menschen gehört, die die Aura von anderen Menschen sehen
können. Dies benötigt Übung, aber im Grunde kann das jeder
lernen. Die meisten Menschen würden mehrere Jahre täglich
Übung benötigen, um die Fähigkeit zu entwickeln, das Energiefeld in ihrer ganzen Pracht zu erkennen.

Oceans hat jedoch einen sehr effektiven Ansatz entwickelt, der
die nötigen Werkzeuge bietet, um den subtilen Aspekt unseres
Seins zu beeinflussen, ohne ein erfahrener Heiler sein zu müssen. Falls dich dieses Thema interessiert, Oceans bietet auch
Kurse an, in denen man lernt, das menschliche Energiefeld
wahrzunehmen.

Wir schlagen eine Methode vor, die dir zeigt, dich selbst zu
heilen, indem du drei grundlegende Eigenschaften der Selbst-
disziplin erlernst. Diese sollen dir helfen, deine Fähigkeit zu
entwickeln, bewusst und absichtlich mit deinem Energiefeld zu
interagieren. So wirst du Zugang zu einem holistischen Ansatz

bekommen, der einen viel kraftvolleren und gründlicheren Ansatz für den Umgang mit Gesundheit bietet, als du es bis jetzt gekannt hast.

Lass es uns mit einem Zitat von Einstein veranschaulichen:

«Alles ist Energie und das ist alles, was es gibt. Passen Sie sich der Frequenz der Realität an, die Sie wollen, und Sie können nicht anders, als diese Realität zu bekommen.»

-Albert Einstein-

Dies bedeutet, dass wir allein unsere tagtäglichen Erfahrungen erschaffen, was einerseits sehr befreiend und sehr belebend ist, aber andererseits einer großen Verantwortung uns selbst gegenüber entspricht. Das kann für viele Menschen schwierig sein und Angst machen. Das Leben «passiert» nicht, sondern wir entscheiden, ob wir etwas machen oder nicht. Wir müssen uns bewusstwerden, wie wir unser tägliches Leben erfahren. Die meisten von uns sind so sehr von Stress abgelenkt, dass unsere Wahrnehmung und Achtsamkeit darunter leiden. Wir verlieren die Perspektive, weil wir zu sehr in die Herausforderungen des Lebens vertieft sind. Selbstbewusstsein zurückzugewinnen und Achtsamkeit zu leben, bedeutet, wieder ein Gefühl für sich selbst zu erlangen und eine neue Perspektive auf die Herausforderungen des Lebens zu entwickeln, anstatt von Stress überwältigt zu werden.

Es bedeutet auch, sich bewusst zu werden, dass wir die Einzigen sind, die unseren Körper dazu anleiten können, zu heilen.

Außerdem bedeutet es, sich der subtilen Dimension bewusst zu werden, die wir alle besitzen, und die Fähigkeit zu entwickeln, diese Dimension zu beeinflussen, um unsere energetische Präsenz neu auszurichten, was wiederum bestimmt, wie sich unsere psychische und physische Präsenz darstellt.

Wir müssen die Verantwortung für die eigene Gesundheit, die wir zum Ausdruck bringen, übernehmen. Wir allein erschaffen unsere Krankheiten und nur wir selbst können sie heilen.

Es bedeutet nicht, alles zu mögen, was wir manifestieren, sondern vielmehr zu akzeptieren, dass dies im Moment unser persönlicher Ausdruck ist und zu entscheiden, so viel wie möglich zu tun, um dies zu ändern (wenn wir das wollen). Es heisst, Besitzer(in) deiner Gesundheit (ob im jetzigen Moment gut oder schlecht) zu werden und deine Glaubenssätze zu ändern, damit du dich um dich selbst kümmern kannst. Viele Menschen wollen nicht hinschauen und aus diesem Grund beschäftigen sie sich nicht mit ihrem eigenen Dasein, sondern greifen stattdessen in das Leben anderer ein.

Wir sollten unser eigenes Leben so intensiv wie möglich leben, anstatt sich von Dingen ablenken zu lassen, die wir sowieso nicht beeinflussen können.

MEINE GESUNDHEIT UND ICH

Wir sind verantwortlich für unsere Gesundheit, aber sobald ein Gesundheitsproblem auftritt, wissen die meisten Menschen nicht, was sie tun sollen – was verständlich ist. Genau an diesem Punkt, an dem der Gedanke «Ich weiß es nicht» aufkommt, erschaffen wir eine innere Barriere, die die Selbstheilung erschwert. In der Regel geben die meisten von uns ihre Macht ab und vertrauen darauf, dass jemand anderes helfen wird eine Lösung zu finden.

Wenn du an deine Gesundheit denkst, was kommt dir in den Sinn? Nimm dir einen Moment Zeit, darüber nachzudenken. Was bedeutet Gesundheit für dich? Was bedeutet deine Gesundheit für dich?

Die allgemeine Vorstellung von Gesundheit ist für die meisten Menschen ein Zustand, in dem keine Krankheit oder Beschwerden vorliegen. Wie glaubst du, können wir diesen Zustand von guter Gesundheit erreichen? Viele denken an eine ausgewogene Ernährung, regelmäßige Bewegung, ausreichend Schlaf und Ähnliches – und das ist auch richtig so.

Wir wollen hier jedoch einen Schritt tiefer gehen. Es geht darum, körperlich und geistig gesund zu sein, um das Leben leben zu können, von dem wir träumen. Wir wollen das bestmögliche Leben leben. Die beste Version unserer Selbst sein. Wir wollen in der Lage sein, uns «selbst zu heilen». Die Realität ist, dass die meisten Menschen zwar eine allgemeine Vorstellung von Selbstheilung haben, jedoch nicht wissen, was dieser Prozess wirklich beinhaltet. Wenn du derzeit keine gesundheitlichen Probleme hast, kennst du vielleicht jemanden, der unter schlechter Gesundheit leidet, und wenn du darüber nachdenkst, was diese Person tut, um das Problem zu lösen, was kommt dir in den Sinn?

Stell dir vor, du hättest ein gesundheitliches Problem und man würde dir sagen, dass du dieses Problem selbst heilen könntest – würdest du dem zustimmen? Es ist okay, wenn du dir nicht sicher bist. Die meisten Menschen sind offen für die Idee der Heilung, wissen jedoch nicht, wie sie es angehen sollen, und folglich glauben sie, dass es zwar für andere möglich ist, aber nicht für sie selbst.

Was wäre, wenn es bei der Bewältigung von Gesundheitsproblemen nicht darum ginge, zu jemand anderem zu gehen, sondern mehr darum, dass du selbst eine direkte Rolle in der Steuerung deiner eigenen Gesundheit spielen würdest? Was wäre, wenn du die Verantwortung nicht an jemanden abgeben müsstest, der nicht in deinem Körper lebt, deine Gedanken nicht denkt und deine Erfahrungen nicht durchlebt, sondern du deine Gesundheit selbst in die Hand nehmen könntest, indem du bewusster über dein «Selbst» wirst? Was wäre, wenn du dich wirklich kennenlernen würdest? Was wäre, wenn du beschließen würdest, deinen Geist zu nutzen, um Veränderungen in deinem Körper herbeizuführen? Schließlich orchestriert und steuert dein Geist deine Physiologie bereits völlig unbewusst und automatisch. Ist es also möglich, deinen Körper auch **bewusst** und absichtlich in seiner Funktionsweise zu steuern? Natürlich ist das möglich und eigentlich sollte genau diese Denkweise im Mittelpunkt der heutigen Gesundheitsversorgung stehen. Fakt ist, dass du die einzige Person bist, die deine Gesundheit direkt beeinflussen kann. Du und nur du allein!

Lies diesen letzten Satz noch einmal und nimm dir einen Moment Zeit, um ihn wirklich auf dich wirken zu lassen.

Du bist die einzige Person, die sich selbst heilen kann!

Das waren jetzt ziemlich viele Informationen. Versuchen wir alles noch einmal kurz anzusehen, da es sich um sehr wichtige Informationen handelt.

- Dein Gehirn ist mit jeder Zelle in deinem Körper verbunden, entweder direkt durch sogenannte Synapsen (physische Verbindungen zwischen Nervenenden oder anderen Geweben im Körper) oder über chemische Pfade, die Botschaften, die vom Gehirn initiiert werden, in chemischer Form zu den Geweben des Körpers übermitteln.

- Der weibliche Körper besteht aus etwa neunundzwanzig Billionen Zellen, und der durchschnittliche männliche Körper aus etwa achtunddreißig Billionen Zellen. Es wird geschätzt, dass das Gehirn etwa hundert Milliarden Zellen enthält. Ist das nicht einfach unglaublich? Was für eine unglaubliche Maschine der Körper doch ist.

• Dein Geist (deine Gedanken und dein Fokus) wirkt auf dein Gehirn, das wiederum Nervenimpulse erzeugt, die diesen Gedanken entsprechen. Wörtlich werden Billionen von Botschaften und Befehlen jede Sekunde des Tages und der Nacht gesendet. Diese Impulse fließen ständig durch deinen Körper und lösen kontinuierlich zelluläre Aktivitäten aus. Du machst das von selbst, größtenteils unbewusst. Wir wiederholen: Du tust dies selbst. Niemand sonst kann dies für dich tun. Was du

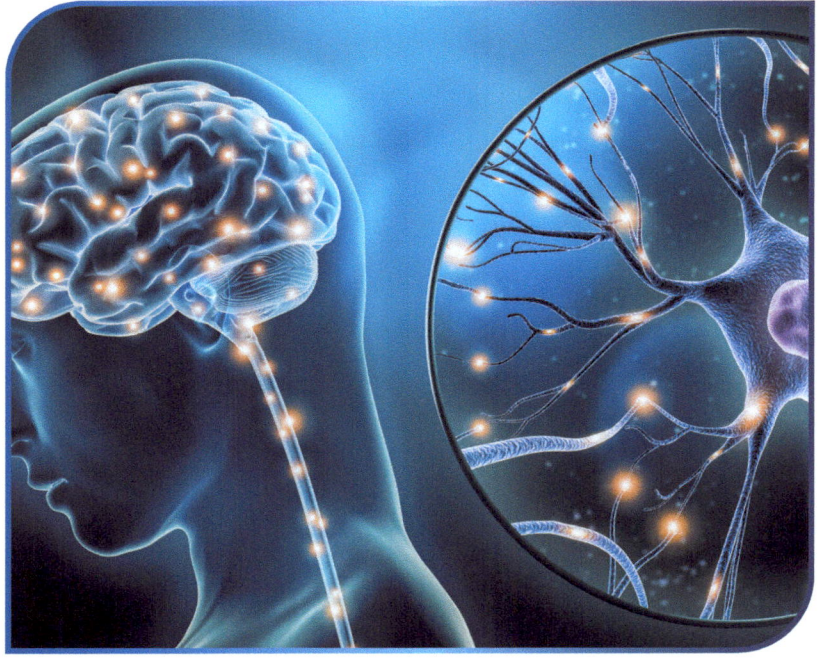

Abbildung 5:Synapsen im Gehirn

denkst, und die Qualität deiner Gedanken bestimmt die Qualität der Befehle, die dein Gehirn erzeugt, die dann die Funktionsweise der Zellen in deinem Körper steuern und lenken.

Genauso wie ein berühmter Popstar auf der Bühne, der während eines Songs ein Feuerzeug hochhält, es anzündet und von einer Seite zur anderen schwenkt, während das Publikum synchron von links nach rechts mitwippt, reagieren auch die Zellen in deinem Körper auf die Signale deines Nervensystems. Deine Gedanken kontrollieren deinen Körper. Um es noch einmal klar zu sagen: Niemand sonst kann dies für dich tun.

- Wenn du an etwas glaubst, übersetzt dein Gehirn diesen Glauben buchstäblich in Nervenimpulse, die eine entsprechende Physiologie erzeugen, die diesem Glauben entsprechen.

Dies ist auch die Grundlage des Placebo-Effekts, von dem du bestimmt schon gehört hast.

Es gibt interessante Studien zu Placebo Medikamenten, bei denen die Forscher herausgefunden haben, dass ein ganzes Drittel der Probanden (Patienten), obwohl es ein «Placebo» (Medikament ohne Wirkstoff, das auch ein normales Bonbon sein könnte) keine Schmerzen mehr hatten. Studien des Universitätsklinikums Hamburg zeigen, dass Placebos die Schmerzverarbeitung im Gehirn beeinflussen. Dies konnten die Forscher sogar anhand von Kernspintomographie-Bilder sichtbar machen. (Prof. Dr.

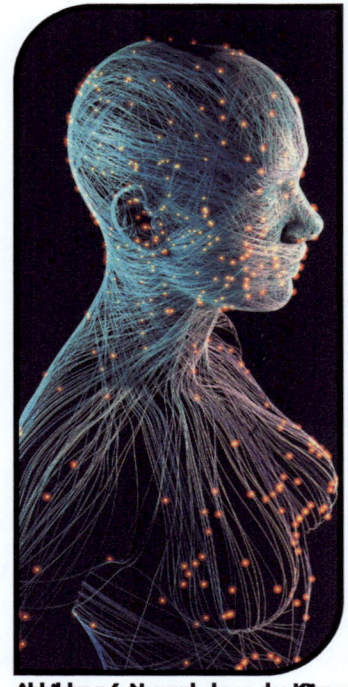

Abbildung 6: Nervenbahnen des Körpers

Büchel, 2006) Es gibt andere Forschungen, bei denen die Placebogruppe sogar bessere Resultate hatte als die

Gruppe, die echte Medikamente eingenommen hat. Das bedeutet also, dass nicht der Körper auf ein pharmazeutisches Produkt reagiert hat, sondern die Schmerzen weg gegangen sind, da das Gehirn überzeugt war, dass die Schmerzen weggehen würden. Unglaublich, nicht wahr? Nicht umsonst sagt der Volksmund: Der Glaube versetzt Berge.

Selbstheilung funktioniert nach dem gleichen Prinzip. Du magst viele Dinge hören, aber letztendlich entscheidest du allein, was du denkst und was du akzeptierst oder nicht. Selbst wenn dich jemand von etwas überzeugt, entscheidest doch immer du, dem Gesagten zuzustimmen. Überzeugt oder überredet zu werden ist nichts, dass uns jemand antut. Es ist deine Entscheidung, dem, was gesagt wurde, letztendlich zu glauben. Du entscheidest. Du sagst: «Ja»- oder «Nein»- Somit löst du allein die entsprechenden Aktionen in deinem Gehirn aus. Du erschaffst deine Realität. Was du denkst, manifestiert sich. Du erschaffst deine Gesundheit. Du kannst dich selbst heilen - niemand sonst kann das tun.

Ändere deine Denkweise und du eröffnest dir neue Möglichkeiten zur Selbstheilung.

Denkanstösse und Notizen:

1. Du allein bewohnst deinen Körper und du allein steuerst deinen Geist.
2. Jeder kann lernen, mit dem eigenen Energiefeld zu arbeiten.
3. Placebo - der Glaube versetzt Berge.

1. Wie fühlst du dich in deinem Körper und ist dir bewusst, dass du deinen Geist steuerst?
2. Würdest du gerne deine Aura und die deiner Mitmenschen lesen können?
3. Benutzt du Techniken, um dich bewusst zu fokussieren?

Oceans verfügt über verschiedene Methoden, um zu lernen, wie man das Energiefeld wahrnehmen kann. Das Unsichtbare wird sichtbar gemacht.

DNA[1] – DER MENSCHLICHE ÜBERLEBENSTRIEB

WAS IST DNA?

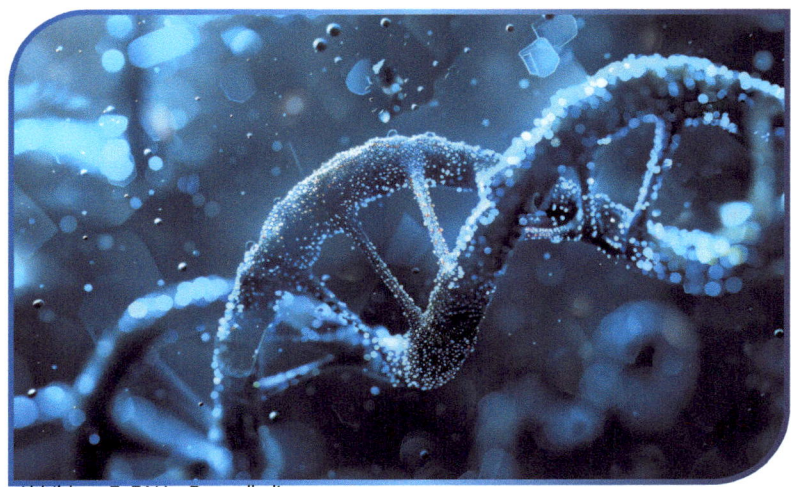

Abbildung 7: DNA - Doppelhelix

Was kommt dir in den Sinn, wenn du dieses Bild siehst? An was denkst du?

Jeder von uns hat schon solche Bilder gesehen. In diesem Kapitel gehen wir darauf ein, was sich dahinter verbirgt.

Die folgende kurze Beschreibung ist sehr medizinisch und für viele vielleicht zu trocken. Also, wenn es dich interessiert, bist du herzlich eingeladen, in die Details einzutauchen. Ist es zu wissenschaftlich für dich, dann lies einfach beim nächsten Absatz weiter.

DNA (deoxyribonucleic acid) ist ein Molekül, das aus zwei langen Ketten winziger Bausteine, den sogenannten Nukleotiden, besteht, die zu einer Doppelhelix verdreht sind. Diese ähnelt einer Leiter, die sich um ihre eigene Achse windet. Jedes Nukleotid besteht aus drei Komponenten: einer Phosphatgruppe, einem Zuckermolekül (Desoxyribose) und einer mit vier stickstoffhaltigen Basen – Adenin (A), Thymin (T), Cytosin (C) oder Guanin (G). Diese Basen paaren sich spezifisch (A mit T und C mit G) durch Wasserstoffbrückenbindungen, eine besondere Art chemischer Bindung, die Moleküle zusammenhält und die Sprossen der Helix-Leiter bilden. Die Sequenz dieser Basenpaare kodiert genetische Informationen, die die biologischen Anweisungen für die Entwicklung, Funktion, das Wachstum und die Fortpflanzung von Lebewesen steuern. Die Struktur der DNA ermöglicht es ihr, genetische Informationen von einer Generation zur nächsten zu replizieren und weiterzugeben.

Da dieses Thema von großer Bedeutung für Oceans ist, werden wir auf den nächsten Seiten erklären, wie unsere Gene all die zellulären Prozesse in unserem Körper steuern.

Unsere Genetik gibt uns die Fähigkeit, uns immer wieder an neue Lebenssituationen anzupassen, da die Natur unserer Gene uns die Eigenschaft gibt, die Physiologie des Körpers ändern zu können. Dies entspricht einer beeindruckenden Widerstandskraft, in einer Welt zu gedeihen, die sich ständig verändert. Zudem zeigen verschiedene Forschungen auf diesem Gebiet immer deutlicher, dass eine direkte Verbindung zwischen der Gehirnaktivität, das heisst, dem Erzeugen von Botschaften und Signalen, die im gesamten Körper verbreitet werden, und der Funktion unserer Gene besteht. Die Forschung unterstützt somit den Oceans-Ansatz zur Selbstheilung: Was wir denken, was wir wahrnehmen und die daraus resultierenden Emotionen können

---

[1] DNA (englische Abkürzung für deoxyribonucleic acid) – auch DNS (Desoxyribonukleinsäure)

beeinflussen, wie unsere Gene die Funktionsweise unseres Körpers steuern. Aus gesundheitlicher Sicht sind dies großartige Neuigkeiten. Im Kapitel «Mindset- Ändere deine Denkweise» sind wir schon kurz darauf eingegangen, wie wir durch unseren Geist unseren Körper beeinflussen. Wir vertreten die Ansicht, dass jeder Mensch der alleinige Hüter der Fähigkeit ist, das Heilungsphänomen für sich selbst zu bewirken.

Schauen wir uns also die Aufgaben unserer DNA etwas genauer an: Überleben ist das Hauptziel unserer DNA; die oberste Priorität unserer DNA; die wichtigste Regel unserer DNA. Ganz gleich, was die Menschen denken mögen, die Grundlage unserer gesamten Existenz wird von diesem einzigen biologischen Ziel des Überlebens bestimmt. So einfach ist das. Vom Moment unserer Empfängnis bis zum letzten Atemzug wird unser Denken und Handeln von diesem zentralen Ziel des Überlebens angetrieben und unsere DNA ist der Motor hinter diesem Drang.

WIE FUNKTIONIERT DNA?

Die DNA hat abgesehen von unserem Überleben noch viele andere Aufgaben: Sie lagert die biologischen Informationen, die uns beschreiben. Das allein ist schon eine unglaubliche Sache, wenn wir daran denken, dass der Mensch das Resultat von mehreren Hunderten von Millionen von Jahren biologischer Evolution ist.

Die DNA kümmert sich zudem um die Differenzierung der Zellen. Das heisst, sie regelt, dass der Körper die unterschiedlichen Zellarten bekommt, die für die zahlreichen Gewebesysteme notwendig sind. Zum Beispiel das Nervensystem, das Herz, die Lungen, das Blut, das Skelett, usw. Die DNA ermöglicht die Mutation der Gene, was unglaublich wichtig ist, weil dies uns die Fähigkeit gibt, uns an das Leben zu adaptieren. Wie wir bereits gelesen haben, ist dies aus biologischer Hinsicht unsere einzige Aufgabe. Die DNA leitet das tagtägliche Funktionieren des Körpers durch einen bestimmten Ablauf, der sich «Genexpression» nennt. In diesem Buch werden wir diese letzte Eigenschaft der DNA etwas näher betrachten. Von Anfang an sorgt deine DNA dafür, dass dein Körper sich Stück für Stück von nur zwei winzigen Zellen zu mehreren Billionen Zellen aufbaut. Das ist erstaunlich. Nachdem sie den Aufbau des Körpers orchestriert hat, übernimmt die DNA die Steuerung des Körpers für die gesamte Lebensdauer durch die verschiedenen, schon oben erwähnten Prozesse. Im Rahmen der Selbstheilung interessiert uns, der Prozess der Genexpression am meisten, da es beim Heilen zu einer Veränderung der Genexpression kommt.

Wie funktioniert diese Genexpression also?
Es ist der Ablauf, bei dem eine Zelle die genetischen Informationen oder Anweisungen abruft, die sie benötigt, um eine bestimmte Aufgabe zu erfüllen. Ähnlich wie Bücher, die in einer Bibliothek aufbewahrt werden und «Wissen» enthalten, sind die Gene im Zellkern gespeichert und enthalten die Informationen, die die Zelle in Form von DNA sucht.

Dieser Vorgang umfasst eine Reihe von Schritten, bei denen

das relevante Gen, das die notwendigen Anweisungen für die anstehende Aufgabe enthält, im Zellkern abgerufen und «ausgepackt» wird, um den genetischen Code freizulegen. Das lässt sich mit dem Betreten einer Bibliothek vergleichen, in der man nach einem bestimmten Buch sucht, es aus dem Regal nimmt und die Seiten liest. Die Zelle fertigt dann eine Kopie der Informationen aus dem Gen an, ähnlich wie wir Fotos von den gewünschten Seiten des Buches in der Bibliothek machen würden. Diese Informationen werden von der Zelle, in Form von einer Botschaft, welche die Anweisungen enthält, verwendet, um die Funktion präzise auszuführen. Zum Beispiel die Produktion eines Verdauungsenzyms, eines Hormons oder die Proteine in den Zellmembranen. Genau so, wie wir die Informationen aus dem Buch, die wir fotografiert haben, verwenden würden, um etwas zu bauen, zu kochen oder darüber zu sprechen. Nachdem die Kopie erstellt worden ist, wird das Gen wieder «verpackt» und sicher in Strukturen, den sogenannten «Chromosomen», im Zellkern aufbewahrt.

Die Genexpression treibt folglich die zelluläre Aktivität des Körpers an und beeinflusst, ob das Körperorchester mit seinen Billionen von Zellen im Gleichklang funktioniert oder ob eine Art «Kakophonie» entsteht. Dies entscheidet über eine gute oder schlechte Gesundheit. Die DNA steuert somit effektiv die Funktion des gesamten Körpers. Sie ist der physische Mechanismus, der die Schaffung chemischer Systeme ermöglicht, die unseren Stoffwechsel leiten.

Die DNA ist auch ein Werkzeug für komplexe Prozesse, die der Zellphysiologie dienen. Sie ermöglicht den Aufbau neuer Zellen oder von Teilen, die für verschiedene zelluläre Prozesse und Aktivitäten benötigt werden. Die Genexpression wird unter anderem von äusseren Faktoren wie Temperatur und Tageszeit, von dem, was um uns herum passiert oder der körperlichen Aktivität, beeinflusst. Auch innere Vorgänge wie zum Beispiel die Verdauung haben eine Auswirkung auf die Genexpression. Zudem haben die von den Zellen selbst produzierten Chemikalien und die Chemie des umliegenden Gewebes Einfluss auf sie.

Ein weiterer wichtiger Faktor sind die Nervensignale des Gehirns. Dieser letzte Punkt ist besonders bedeutend, da unsere Gedanken und Vorstellungen ebenfalls einen starken Einfluss auf die Genexpression haben können.

Wie wird also die Funktionsweise unseres Körpers durch die Beeinflussung der Zellfunktion gesteuert?

Stell dir die Genexpression wie die Aktivitäten hinter den Kulissen eines Theaters vor. Diese Woche wird ein Krimi aufgeführt, und zwischen den Szenen werden die Requisiten ausgetauscht, neue aufgestellt und der Hintergrund nach Bedarf verändert. In der darauffolgenden Woche läuft eine Komödie, und nicht nur die Requisiten sind völlig anders, sondern auch der Hintergrund, die Anzahl der Szenen sowie die Pausen, in denen ständig Kulissen auf- und abgebaut werden, haben sich verändert.

Das Theatergebäude bleibt zwar dasselbe, aber im Innen, auf der Bühne und hinter den Kulissen herrscht rege Aktivität. Es werden unterschiedliche Stücke vorgetragen und alles ist ständig in Bewegung und im Wandel. Unsere Zellen funktionieren sehr ähnlich. Sie bleiben gleich, können aber zahlreiche unterschiedliche Aufgaben erfüllen, indem verschiedene Abschnitte der DNA in den Zellkernen aktiviert werden. Die Bühne mit ihren Kulissen und Requisiten könnte man mit dem Zellkern vergleichen, der unsere DNA, die genetische Bibliothek, beherbergt.

Jedes Theaterstück steht für eine andere Funktion der Zelle: Diese Woche gibt es einen Krimi, nächste Woche eine Komödie. In unseren Zellen wird in einem Moment Energie produziert, und in einem anderen Moment werden Bausteine für Kollagenfasern zusammengestellt, die zur Reparatur von Gewebe benötigt werden. Unterschiedliche Ergebnisse, alle aus derselben Quelle.

WIE IST DNA AN UNSERER KÖRPERFUNKTION BETEILIGT?

Wenn man bedenkt, was in unserem Körper alles so vor sich geht, ist das einfach nur atemberaubend. Unser Körper arbeitet 24 Stunden an 7 Tagen der Woche, das heißt 365 Tage im Jahr ohne Unterbrechung. Wenn man sich vorstellt, dass die meisten Zellen rund um die Uhr verschiedene Aufgaben erfüllen und es mehrere Billionen Zellen im menschlichen Körper gibt, ist es geradezu überwältigend, sich die Fähigkeiten unserer DNA vorzustellen.

Der österreichische Förster, Wissenschaftler, Autor und Erfinder, Viktor Schauberger hatte eine außergewöhnliche Gabe die Natur zu beobachten und sagte: *«Die Vögel fliegen nicht, sondern sie werden geflogen, die Fische schwimmen nicht, sondern sie werden geschwommen.»* (Coats, 2001) Gleichermaßen könnte man sagen, dass der Mensch nicht atmet, sondern geatmet wird. Das heißt, die meisten lebensnotwendigen Funktionen werden unbewusst und automatisch durchgeführt.

Um eine sehr grundlegende Vorstellung davon zu bekommen, wie die DNA die Funktionsweise des Körpers orchestriert, denken wir zunächst an unsere lebenswichtigen Organe:

Unsere Lungen ermöglichen es uns, Luft zu atmen und den wertvollen Sauerstoff zu extrahieren, den unsere Zellen benötigen. Unser Herz pumpt Blut durch den Körper, um Sauerstoff und Nährstoffe zu verteilen. Wir verdauen Nahrung und wandeln sie in notwendige Substanzen um, die unser Körpergewebe aufrechterhalten. Ein Ergebnis der Verdauung ist die Produktion von Glukose, einer Zuckerform. Unsere Zellen wandeln diese in Adenosintriphosphat (ATP) um, eine universelle Energiequelle, die alle Zellen nutzen, um ihre Aktivitäten anzutreiben. Unsere Leber und Nieren arbeiten auf wundersame Weise, um die Verdauung zu unterstützen und unerwünschte Stoffe, wie toxische Chemikalien, aus dem Blut zu filtern und zur Ausscheidung bereit zu machen.

Unser Immunsystem ist extrem komplex und hat sich über Millionen von Jahren angepasst, um unseren Körper mit Hilfe des Knochenmarks, Organen wie dem Thymus und der Milz sowie einer Armee spezialisierter Zellen gegen Krankheitserreger zu verteidigen. Es repariert auch beschädigtes Gewebe und ist am Erneuerungsprozess von Geweben und Organen beteiligt.

Unser Nervensystem überwacht diesen gesamten inneren Ablauf, ohne dass wir uns dessen bewusst sind, und verarbeitet ununterbrochen Billionen von Signalen, um die zellulären Aktivitäten zu steuern. Es ermöglicht uns auch, unsere Umgebung wahrzunehmen, ihr Bedeutung zu verleihen und entsprechend zu reagieren. Alles dreht sich ums Überleben.

All diese Aktivitäten können nur stattfinden, weil unsere Zellen ständig Anweisungen aus der DNA entnehmen und diese Informationen verwenden, um die Millionen verschiedener Prozesse durchzuführen, die unser Körper benötigt. Wenn eines dieser Systeme gestört wird, dauert es nur wenige Minuten, bis das Nervensystem und andere Gewebe Schaden erleiden.

Der menschliche Körper ist ein atemberaubender Organismus mit der unglaublichen Fähigkeit, sich selbst zu steuern. Einfach fantastisch!! Unser eigenes Universum, bestehend aus Billionen von Zellen. Es ist ausgestattet mit Chemikalien und einer aussergewöhnlichen Kommunikationsfähigkeit. Es enthält hochspezialisierte Systeme, Backup-Systeme und sogar Backup-Backup-Systeme. Auf diese Weise stellt der Körper sicher, dass er seine Funktionen in einem bestimmten Gleichgewicht aufrechterhält – etwas, das als «Homöostase» bezeichnet wird. Dies optimiert die Funktionsfähigkeit des Körpers und sichert (rate mal ;-) - unser Überleben. Die Bandbreite der Aktivitäten scheint endlos:

- die Produktion von Hormonen, die an der Regulierung des Körpergewichts oder dem gesunden Knochenstoffwechsel beteiligt sind
- Chemikalien, die steuern, wie viel Salz die Nieren aufnehmen
- die Herzfunktion für den Blutdruck
- die Speicherung oder Freisetzung von Zucker aus der Leber
- das Gähnen zur Erhöhung des Sauerstoffgehalts im Blut
- die glatte Muskelaktivität (glatte Muskeln befinden sich nur um die Organe), die Blutgefäße verengt, um die Körpertemperatur auszugleichen
- die Entwicklung einer Schwangerschaft
- die Immunreaktion zum Schutz vor Infektionen

... und die Liste geht endlos weiter.

WARUM IST UNSERE DNA SO WICHTIG FÜR DIE SELBSTHEILUNG?

Wie du eben gelesen hast, ist die DNA das perfekte Fundament für das Funktionieren unseres Körpers. Der genetische Code, den sie enthält, zusammen mit ihrer Kernfunktion, der Genexpression, macht die DNA, zu etwas Unglaublichen, das in seinem Grundaufbau (wir erinnern uns: die 4 Basen – Adenin (A),

Thymin (T), Cytosin (C) oder Guanin (G)) sehr einfach ist und trotzdem über so viele verschiedene Funktionen verfügt. Kaum ein anderes System ist so einfach und gleichzeitig so mächtig und vielfältig. Es gibt nichts Vergleichbares. Durch Genexpression kann unsere DNA Milliarden von Aktivitäten mit einem einzigen Prozess initiieren, nämlich dem Kopieren eines Teils unseres genetischen Bauplans, um eine Vielzahl von Zellenprozessen zu ermöglichen.

Unsere DNA ist extrem intelligent, weil sie auf verschiedene Aspekte unseres Seins reagiert, die als Auslöser fungieren, um sie zu aktivieren – unabhängig davon, ob diese Auslöser von außerhalb oder innerhalb des Körpers stammen. Das bedeutet, dass sie unglaublich anpassungsfähig ist, was uns, wie schon gesagt, eine beeindruckende Überlebensfähigkeit verleiht.

Im Kontext der Selbstheilung ist unsere DNA das anpassungsfähigste, reaktionsfreudigste und mächtigste Werkzeug, das wir zu unserem Vorteil nutzen können.

Denkanstösse und Notizen:

1. Die Struktur der DNA ermöglicht es, genetische Informationen über Generationen weiterzugeben.

2. Unsere Genetik hat die Widerstandskraft, sich an die verschiedenen Lebenssituationen anzupassen.

3. Das Überleben ist das Hauptziel der DNA.

4. Unsere Genexpression treibt die zelluläre Aktivität des Körpers an. Sie wird von äusseren und inneren Faktoren beeinflusst.

1. Welche Eigenschaften oder Merkmale erkennst du von deinen Eltern oder Familienangehörigen in dir selbst wieder?

2. Nimm dir einen Moment und staune über die unglaubliche Aussage: «Wir atmen nicht, wir werden geatmet»

3. Inwieweit glaubst du, ist es möglich, die eigene Genexpression zu beeinflussen?

Die Oceans Methode berücksichtigt genau diese Grundfunktionen unseres Seins, um eine nachhaltige und vor allem tiefgreifende Heilungserfahrung zu schaffen.

EINS UND EINS GLEICH DREI

Was ist Quantenphilosophie? Inwieweit ist es möglich, durch einen holistischen Blick auf die Welt verschiedene Disziplinen miteinander zu verbinden? Und wie kann ich meinen Horizont so sehr erweitern, dass ich «Eins werde» mit allem, was ist? In diesem Kapitel werden wir vom «Kleinsten» zum «Grössten» wandern und versuchen, die allumfassende Verbindung darin zu sehen. Heilung und vor allem Selbstheilung ist etwas, das in unserem tiefsten Inneren (im Kleinsten) passiert und gleichzeitig die Kraft des Universums (im Grössten) benötigt.

Die folgenden Ausführungen sind in mancher Hinsicht sehr technisch und scheinen auf den ersten Blick vielleicht fast zu «naturwissenschaftlich», um mit dem Thema Heilung einherzugehen, aber um das grosse Ganze zu verstehen, schaffen sie, unserer Meinung nach, den perfekten Rahmen.

Für «hard core» Naturwissenschaftler ist es hingegen bestimmt viel zu wenig wissenschaftlich, denn solange man eine Frage nicht in der Sprache der Mathematik stellen kann, ist es nicht möglich eine Fragestellung zu formulieren, die den Rahmen für ein Experiment bilden könnte und so zu einem klaren, in mathematischer Sprache ausgedrückten Ergebnis führt, die uns die Antwort auf unsere Frage in Form von einem Beweis gibt. Also, wir laden dich ein, dich einfach darauf einzulassen und sind überzeugt, dass es deinen Blick auf das Leben und Heilung erweitern wird.

«Die Liebe ist das Gesicht und der Körper des Universums.
Sie ist das Bindegewebe des Universums, der Stoff, aus dem wir
gemacht sind. Liebe ist die Erfahrung, ganz und mit der univer-
sellen Göttlichkeit verbunden zu sein. Alles Leiden wird durch
die Illusion des Getrenntseins verursacht, die Angst und Selbst-
hass erzeugt, was schließlich zu Krankheit führt.»

(Brennan, 1987)

Wir sind Individuen. Jedes für sich einzigartig. Es gibt kein Gesicht, das wir zweimal sehen, kein Gang gleicht genau dem
anderen, keine Stimme, die wir zweimal gleich hören und kein
Lächeln, das uns auf die genau gleiche Art berührt. Jeder von
uns ist absolut einmalig und einzigartig. Und doch gehören wir
dem gleichen Ganzen an. Du bist der wichtigste Teil in diesem
Ganzen, denn nur DU machst die Schöpfung komplett. Jeder
einzelne von uns ist nicht wegzudenken, denn nur durch jeden
Einzelnen von uns gibt es das Ganze überhaupt. Das wunder-
schöne dabei ist, dass wir alle nicht nur die Summe von allen
zusammen ergeben, sondern durch unsere Verbindung, durch
Beziehung ergibt sich ein für sich eigenständiges Gebilde. Um
es mit den Worten Aristoteles zu sagen: *«Wir sind mehr als die*
Summe aller Teile.» (Focus, 2004)

Das ist nicht ganz einfach zu erklären. Stellen wir es uns vor, wie
ein Liebespaar. Ein Mensch, der den anderen zutiefst liebt und
der andere erwidert diese Liebe. 1 und 1 gibt in diesem Fall
nicht 2, sondern 3. Es ist die Geburt eines höheren Gebildes. Es
wird in den besten Fällen zu Synergie. - So ist es mit dem Gan-

zen. Das bedeutet auch, dass jeder von uns das Ganze in sich trägt. Wir sind Ausdruck vom Ganzen. Zur Veranschaulichung: Ich habe ein Glas Wasser und nehme einen Tropfen aus dem Glas. Der Tropfen ist jetzt zwar getrennt und scheinbar allein, aber er besteht aus der gleichen Essenz und hat die gleichen Eigenschaften wie der Inhalt im Wasserglas und entspricht folglich dem Ganzen.

Eine kleine Geschichte:
Zwei Wellen rauschen nebeneinander auf die Klippen zu. Eine sieht traurig aus und die andere scheint erfüllt mit Fröhlichkeit. Die traurige Welle sieht zu der Glücklichen und sagt: «Wie kannst du nur so ein fröhliches Gesicht haben und dich freuen, wenn du weisst, dass wir bald auf die Felsen klatschen und sterben werden. Die glückliche Welle dreht sich zu der Traurigen, lächelt und sagt: «Nein, du hast das falsch verstanden. Wir sind nicht nur zwei Wellen, die am Felsen zerklatschen. Wir sind der Ozean, der durch uns wieder vollständig wird» Genauso ist es mit uns Menschen. Wir gehören etwas Grösserem an. Solange wir nicht verstehen, dass wir in jedem Mitmenschen eigentlich uns selbst sehen, da er ein Teil von dem gleichen Ganzen ist, solange wir nicht wahrnehmen, dass wir mit allem verbunden sind, solange werden wir das Gefühl der Separation in uns tragen und dies führt unweigerlich zu Angst, zu Wut, zum Gefühl der Unvollkommenheit, zu Ärger und Krankheit.

Nach dieser kurzen Prämisse tauchen wir nun ein in die faszinierende Welt der Quanten und versuchen zu erkunden, wie dieses

System der kleinsten Teile funktioniert, wie alles in unserem Universum zusammenhängt und wie es mit Heilung zu vereinbaren ist.

Denkanstösse und Notizen:

1. Nicht alle Phänomene unseres Universums können in einer mathematischen Sprache beschrieben werden.
2. Wir sind mehr als die Summe aller Teile.
3. Wir sind ein Teil vom «Grossen-Ganzen» – Jeder einzelne von uns macht die Schöpfung erst perfekt.

1. Kannst du an Dinge glauben, die du nicht sehen kannst?
2. Erkennst du dich in deinem Leben als Teil des «Grossen-Ganzen»?
3. Hast du schon von Quantenphilosophie gehört und kannst du dir etwas darunter vorstellen?

Oceans hilft dir, deine Perspektive auf die Magie des Lebens ohne Hokuspokus zu erweitern.

Oceans zeigt dir den Zugang zum Grossen-Ganzen und wie du deine beste Version «in» und «für» dieses Ganze werden kannst, ohne deine Individualität aufzugeben.

EIN NEUES WELTBILD -
DER PARADIGMENWECHSEL

Obwohl das Konstrukt der klassischen Physik schon längst überholt ist und es einen ganzen Paradigmenwechsel in diesem Bereich der Wissenschaft gegeben hat, lernen wir in der Schule immer noch die gleichen Dinge. Wir können uns auf jeden Fall nicht daran erinnern, dass man im Gymnasium über Quantenphysik oder gar Quantenpsychologie gesprochen hätte. Du etwa?

In den Schulen, aber auch generell in unserer Gesellschaft wird die Transzendenz in der Materie einfach weggelassen. Wir fragen uns warum? Kann es sein, dass es besser ist, wir stellen uns nicht zu viele Fragen? Kann es sein, dass die Pharmaindustrie gar nicht will, dass wir unseren Horizont erweitern und die Ursache anstatt die Symptome unserer Krankheiten behandeln? Kann es sein, dass unsere Konsumgesellschaft ganz glücklich darüber ist, dass es für die meisten Menschen einfach «nur» Materie gibt?

Oceans ist überzeugt, dass jeder eine innere Kraft und Macht hat, sich selbst zu heilen. Dies sind Tatsachen, die nicht auf esoterischem Humbug basieren, sondern ihre Erklärung unter anderem in der Quantenphilosophie finden. Wir wissen, dass Energie über der Materie steht. Geist ist Energie. Unser Körper ist Materie. Unser Geist lenkt unseren Körper.

Wir leben im 21. Jahrhundert und die letzte 100 Jahre haben

unser ganzes Leben verändert. Die modernen Technologien und vor allem AI[2] haben den Rahmen unseres bekannten Weltbilds gesprengt. Dinge, die wir nie für möglich gehalten hätten, sind im Gange. Wir sind ständig erreichbar, wir telefonieren und sehen uns dabei, wir kaufen von zu Hause aus ein, Algorithmen senden uns persönlich- auf uns zugeschnittene Angebote, unsere Zahnbürste zeigt uns auf der App an, welcher Zahn noch nicht ganz geputzt ist, Banken werden ersetzt durch Onlineschalter, Bargeld wird immer mehr aus dem Verkehr gezogen und wir zahlen mit Kryptowährungen. In dieser neu gewollten Weltordnung wird uns immer mehr gesagt, was wir denken und fühlen sollen. Eigentlich sollten wir gar nicht mehr denken oder fühlen, sondern uns führen lassen. Dies geschieht in den verschiedensten Lebensbereichen, ohne dass wir es bemerken.

Auch in der Medizin scheint es in diese Richtung zu gehen. Obwohl die Wissenschaft in den letzten Jahrzehnten wahre **Quantensprünge** gemacht hat, bleibt das System bei Symptomen und Symptombehandlung stecken. Der Mensch wird auf die Materie limitiert. Der Kopf schmerzt seit Monaten - eine chemische Tablette – der Schmerz ist weg. Wie bei dem brennenden Haus, bei dem die Feuerwehr (Medizin) kommt und die Alarmanlage (Symptom) ausschaltet und das Haus (Körper) jedoch weiter im Feuer (Krankheit) stehen lässt.

Die Quantenphysik und besonders die Quantenphilosophie hilft uns, verschiedene Phänomene unseres Körpers und unserer Gesundheit besser zu verstehen. Hier in der westlichen Welt haben wir es schwer an Dinge zu glauben, die wir nicht sehen können, die nicht von den führenden Machtträgern bewiesen worden sind oder die nicht im Einvernehmen der Kollektivität als wissenschaftlich akzeptiert sind. Es braucht unglaublich lange, bis sich eine Gesellschaft von alten Glaubenssätzen lösen kann. Sind wir uns einem gewissen Sachverhalt gewiss, ist es nicht so einfach, uns vom Gegenteil zu überzeugen.

Denken wir nur daran, wie lange es gedauert hat, dass die Menschheit davon überzeugt war, dass die Welt keine Scheibe ist oder dass sich die Welt um die eigene Achse dreht.

Prof. DDr. Huber beschreibt es in seinem Buch «Es existiert» folgendermassen:

«Hätten sich Forscher nie gefragt, ob gelernte und gelebte Systeme vielleicht neu zu überdenken sind, würden wir heute noch davon ausgehen, dass die Erde eine Scheibe ist. Liegen unsere Gedanken auf einer Scheibe? Sollen sie nicht besser in einer Kugel rotieren oder im unendlichen Raum?»

(Huber, 2016)

In der Antike und im Mittelalter wurde unsere Welt noch im Zusammenspiel von Naturgesetzen und Religion beschrieben. « (…) Im Dialog Timaios schildert Platon, wie der göttliche Demiurg (der göttliche Handwerker) die Welt nach Vorstellungen und Ideen der Gottheit erbaut.» (Grün, 2015)

Erst mit Galileo Galilei (1564-1642) und den Vertretern seiner Zeit wurde eine experimentelle Methode zur wissenschaftlichen Erkenntnisfindung eingeführt, welche die Physik zu einer eigenständigen Naturwissenschaft machte. Er betonte die Wichtigkeit der Mathematik in der Natur. *«Mit Galilei wurde der **Augen**schein zum Augen**schein**, die Sichtbarkeit zur naiven Sichtbarkeit, und die mathematisch angeleitete Rationalität zur wahrnehmungsformierenden Instanz.»* (Prof. Hagner, 2021)

Es waren Denker wie Descartes mit seiner «res extensa» (ausgedehnte Dinge) und «res cogitans» (denkende Dinge), die das Zeitalter eines mechanischen Weltbildes einläuteten. Descartes teilte alles «Sein» in zwei, von sich getrennte, Teile:

«Das Zerreissen der Welt in zwei Teile ermöglicht es Descartes, eine dem menschlichen Denken gegenüberstehende entseelte, versachlichten Natur übrigzubehalten, die sich mit mathematischer Exaktheit vermessen, berechnen und beherrschen lässt.»

(Spierling, 1990)

Geist und Materie werden so ganz klar getrennt. Materie, also alle Objekte in diesem Universum, beispielsweise auch unser Körper, werden so zu seelenlosen, den Naturgesetzen folgenden, materiellen Dingen ohne Geist. Descartes glaubte jedoch an eine Verbindung von Seele und Körper durch die Zirbeldrüse in unserem Gehirn. (Spierling, 1990) Die Welt als ein mechanisches Uhrwerk zu sehen, passte perfekt in den Zeitgeist der Aufklärung. So wurde die Welt als eine Art Maschine gesehen, die determiniert ist von klaren mechanischen Gesetzen. Bestimmt, logisch und analytisch. Man glaubte, dass die Naturgesetze universell und objektiv seien. Es gab nun keinen Platz mehr für Gefühle, Energieformen oder gar Gott. Die perfekten Bedingungen, um das limbische System, der Anteil von unserem Gehirn, der unter anderem, für Emotionen verantwortlich ist, zu vernachlässigen und all die Macht, an unseren Neokortex (der Anteil von unserem Gehirn, der für das rationale Denken verantwortlich ist) zu geben. Die scheinbar klare Beschreibung von Ursache und Wirkung verdrängt jede Art der Intuition.

Sir Isaac Newton (1642-1726) beschrieb in seinem Werk *Philosophiae Naturalis Principia Matematica* einige der grundlegenden Gesetze der klassischen Physik. Zum Beispiel das Gesetz der Bewegung und das Gravitationsgesetz.

Die newtonsche Gravitationstheorie hielt sich bis ins 20. Jahrhundert, als sie von der Relativitätstheorie Einsteins abgelöst wurde. (Bauer, 2016) Ohne zu tief in physikalische Erklärungen und Gesetzmässigkeiten einzugehen, können wir sagen, dass Einstein oder beispielsweise auch Niels Bohr, Werner Heisenberg und Erwin Schrödinger das Verständnis unseres Universums, wie es von der klassischen Physik beschrieben wurde, völlig veränderten.

Die Quantentheorie beschreibt unser Universum mit Phänomenen, an die viele Urvölker und auch Religionsgemeinschaften schon immer glaubten. In manchen Fällen erbringt sie sogar Beweise, wobei es bis heute viele ungeklärte Fragen gibt und die Meinungen der Wissenschaftler oft auseinander gehen. Denken wir beispielsweise an eine der bekanntesten Untersuchungen der Quantentheorie: Das Doppelspaltexperiment. Der Nobelpreisträger in Physik (1961-1963) Richard Feynman (Ghose, 2024) sagte, dass dieses Experiment eines der Wichtigsten der Quantenphysik sei. Sehen wir uns jetzt also das Experiment kurz an.

Ich lade dich ein, aktiv mitzudenken und vielleicht auch die Übungen mitzumachen. Es ist eine wundervolle Sache in diese Theorien der Quantenphysik einzutauchen und wir finden, wenn man Schritt für Schritt mitdenkt, dann versteht man es schnell und kann besser nachvollziehen, inwieweit die Erforschung in der Sphäre der Quanten unser ganzes Bild der Realität auf den Kopf stellt und solche Paradigmen auch auf unser tägliches Leben und unsere Gesundheit angewendet werden könnten.

Das Experiment:
Für das klassische Doppelspaltexperiment wird monokromatisches Licht verwendet. Das Licht (beispielsweise aus einem Laser) wird auf eine Leinwand geschickt. Jedes Photon (Lichtteilchen) wird auf dem Bildschirm als Punkt dargestellt (mit Hilfe eines Detektors). Nun würde man meinen, dass das Photon (Lichtteilchen) immer auf die gleiche Stelle fliegt, da der Laser die Richtung nicht ändert (die physikalischen Bedingungen sich

also nicht ändern). Dem ist jedoch nicht so. Der Bildschirm ist nach dem Abschiessen vieler einzelner Photonen voll mit Punkten. Die Anordnung ist völlig willkürlich. Es ist unmöglich, vorauszusagen, wo genau das nächste Teilchen aufschlagen wird. Hier kommt der Zufall ins Spiel. Der Nobelpreisträger Anton Zeilinger erklärt, dass das Teilchen alle Möglichkeiten hat und dieser Zufall für Einstein stets ein Dorn im Auge war. Er mochte den Zufall nicht. Einstein soll gesagt haben: «Der Alte würfelt nicht – Gott würfelt nicht».

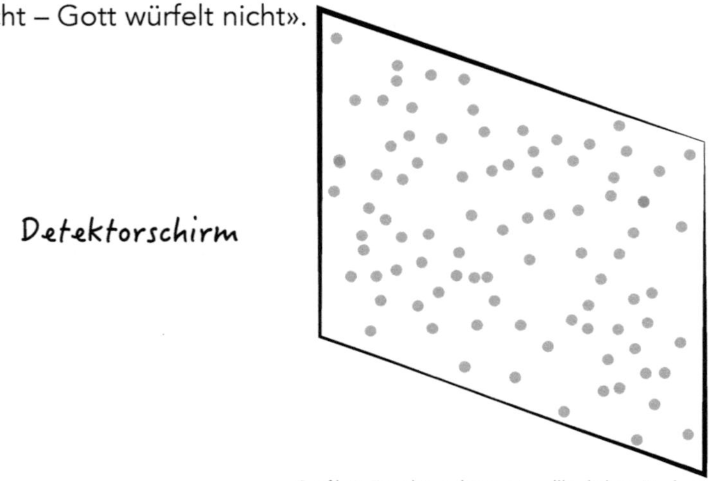

Detektorschirm

Grafik 1: Detektorschirm mit willkürlichen Punkten

Eine grundlegende Tatsache (nach heutigem Wissen) ist also, dass die Photonen zufällig aufprallen. Zeilinger führt weiter aus, dass es nicht möglich ist, den Ort und Impuls gleichermassen genau zu messen. Wir werden danach nochmals genauer darauf eingehen.

Um den Versuch des Doppelspalts genauer zu beschreiben, möchte ich vorausschicken, dass sich die Physiker lange nicht darüber einig waren, was «Licht» ist. Welle oder Teilchen?

Welle oder Teilchen?

Sir Isaac Newton war überzeugt, dass Licht aus Teilchen besteht. Er nannte sie Korpuskugeln. In einem Grundversuch gelang es ihm die Farbzerlegung des weissen Lichts zu beschreiben. (LEI-FI, 2024) Er entdeckte, dass das weisse Sonnenlicht aus fünf Farben besteht: Violett, Blau, Grün, Gelb und Rot. Dies können wir, wenn es einen Regenbogen am Himmel gibt, mit freiem Auge sehen.

Andere Physiker zur Zeit Newtons waren da anderer Meinung und waren sich sicher, dass Licht nicht aus Teilchen, sondern aus Wellen bestünde. Ein Vertreter dieser Theorie war Christiaan Huygens. Er erbrachte den Beweis, dass sich das Licht mit Welleneigenschaften ausbreitet. Ohne lange um den heissen Brei zu reden: Quantenobjekte zeigen sich sowohl mit Teilchen- als auch mit Welleneigenschaften. Dies nennt man den **Wellen-Teilchen-Dualismus**. Wie wir gelesen haben, verhalten sich die Photonen, die auf eine Leinwand geschossen werden, willkürlich.

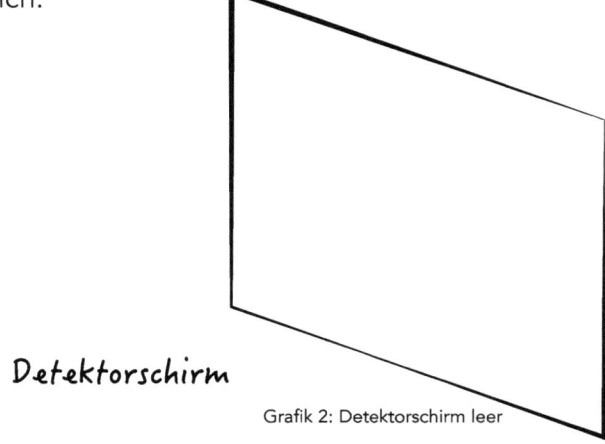

Detektorschirm

Grafik 2: Detektorschirm leer

In der klassischen Physik ist es eine Voraussetzung, dass man die Raumzeit Darstellung gleichzeitig und exakt unter voller Einhaltung des Kausalitätsprinzips beschreiben kann. Bei den Quantenobjekten funktioniert das folglich nicht. Werner Heisenberg hat für dieses Phänomen des Unbestimmtheitsprinzips, die sogenannte Heisenbergesche Unschärferelation entwickelt. Nachdem man also entdeckt, dass Lichtteilchen gestreut auf der Leinwand ankommen, hat man versucht, ihre Laufbahn etwas einzuengen. Der Laser schiesst, bei diesem erweiterten Versuch, wieder einzelne Photonen auf den Bildschirm, nur dass dazwischen eine Trennwand mit zwei Spalten aufgestellt wird. Der Schirm (Leinwand) dahinter, hat wieder einen Detektor und zeichnet den Aufprall der Photonen in Form von Punkten auf.

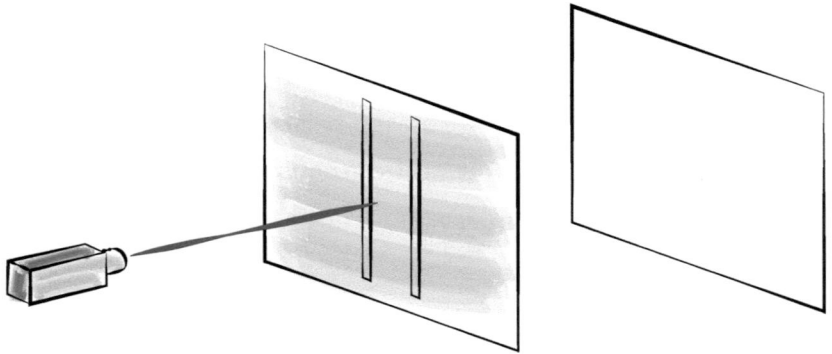

Grafik 3: Doppelspaltexperiment mit zwei Spalten

*Nehmen wir in einem ersten Schritt an, dass das Licht aus **Teilchen** besteht.* Bitte zeichne in den folgenden leeren Schirm ein, was deiner Meinung nach für ein Muster erscheinen würde, nachdem wir das Licht auf die erste Wand mit dem Doppelspalt geschossen haben und annehmen, dass die Photonen **Teilcheneigenschaften** haben.

Ich glaube, die meisten sind auf das Ergebnis gekommen, das auf der Zeichnung am Ende des Kapitels zu sehen ist. Bitte warte noch mit der Kontrolle deiner Lösung. Versuche zuerst die nächste Übung zu lösen und schau dir dann erst das Ergebnis an.

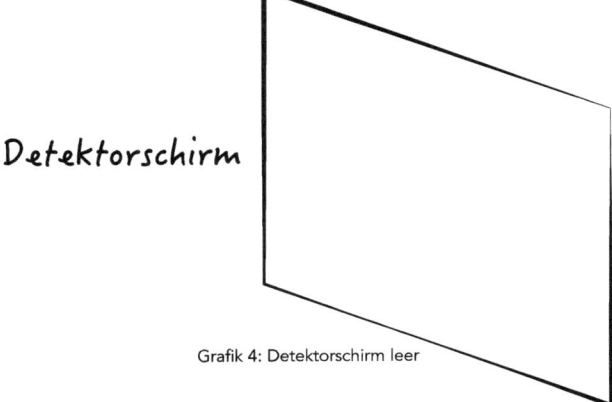

Grafik 4: Detektorschirm leer

Nehmen wir nun in einem zweiten Schritt an, dass Licht **Welleneigenschaften** hat und probiere das ganze nochmal. Vielleicht hilft es dir, daran zu denken, wie sich Wellen im Wasser ausbreiten, wenn wir einen Stein hineinwerfen.

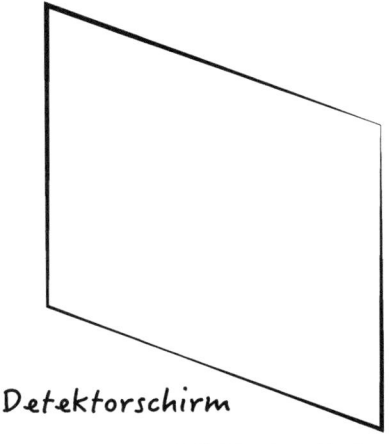

Grafik 5: Detektorschirm leer

Dieser Denkprozess ist schon etwas schwieriger und wir können nicht so intuitiv wie mit den Teilchen sagen, welches Muster sich ergibt, wenn das Licht als Welle durch die 2 Spalten geht. Auch hier findest du die Lösung am Ende von diesem Kapitel. In diesem Fall bilden die Wellen auf dem Detektorschirm Streifen, die in der Mitte stärker sind und nach aussen verblassen. Warum es genau zu diesem Muster kommt, hat mit der Überlagerung von kohärenten Wellen zu tun. Es kommt zur Interferenz. Man unterscheidet zwischen konstruktiver und destruktiver Interferenz. Von konstruktiver spricht man, wenn zwei Maxima (Wellenberge) aufeinandertreffen. Von Destruktion hingegen, wenn eine Maxima und eine Minima (Wellental) aufeinander kommen. In diesem letzteren Fall kommt es zur Auflösung der Welle.

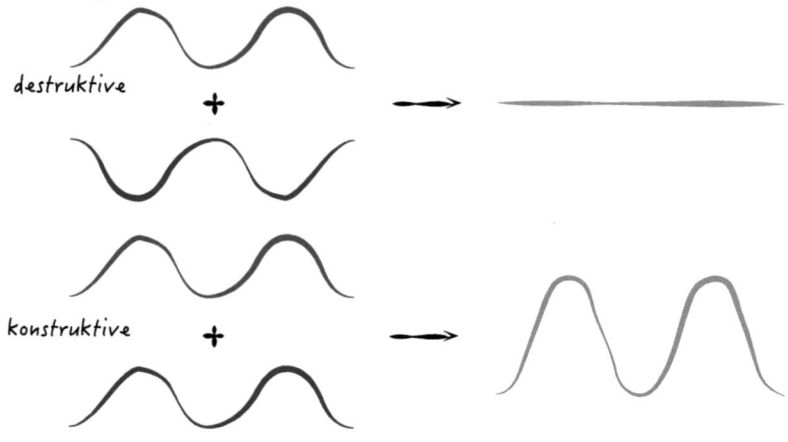

destruktive + ⟶

konstruktive + ⟶

Grafik 6: Destruktive und kosnstruktive Interferenz von Wellen

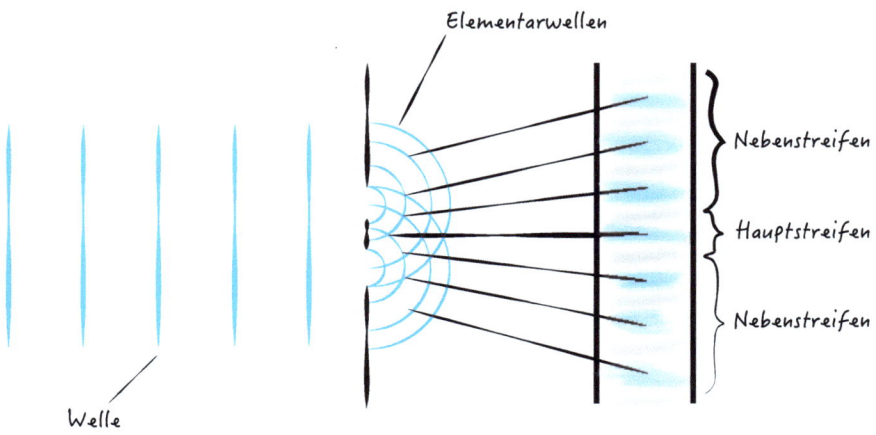

Grafik 7: Entstehung des Interferenzmusters

Der Versuch des Doppelspalts wurde auf die verschiedensten Arten und Varianten gemacht. So haben Wissenschaftler beispielsweise versucht Photonen, Elektronen oder ganze Atome durch einen, zwei oder mehrere Spalten zu schicken. Beim Versuch mit Photonen wurden zuerst Bündel von Photonen durch zwei oder einen Spalt geschickt. Dann versuchte man, ein einzelnes Photon durch zwei Spalten zu schicken und zu sehen, was passieren würde. Die logische Annahme war natürlich, dass sich daraus auf dem Schirm ein Muster ergibt, das wir am Anfang gesehen haben. Also das Bild von zwei parallelen Streifen. Das war aber nicht so   und die Magie und Verwirrung begann. Das Ergebnis der «einzelnen» Photonen ergab ein Wellenfunktionsmuster.

Die Wissenschaftler mussten daher annehmen, dass DAS (einzelne) Teilchen durch beide Spalten gleichzeitig gegangen und mit sich selbst interferiert hat. Ok. Es kommt noch schräger. Man konnte sich dieses Verhalten nicht erklären und deshalb versuchten die Forscher einen Beweis zu finden, in dem sie ein Messgerät an die Spalten anbrachten, um sehen zu können, durch welchen Spalt das Photon geht und ob es tatsächlich durch beide, gleichzeitig hindurch fliegt. Stell dir die unglaubliche Verwunderung vor:

Auf einmal verhielt sich das Photon wieder wie ein Teilchen und hinterliess auf der Leinwand hinter den Spalten das Muster mit den zwei parallelen Streifen. Das Photon hat sich **entschlossen**, wieder die Form eines Teilchens anzunehmen und dies nur, wenn es beobachtet wurde. Man muss also annehmen, dass der Beobachter (in diesem Fall das Messgerät) die Wirklichkeit verändert. In der Physik wird dies «Beobachtungseffekt» genannt. Es kommt zu einer Störung des Quantensystems, weil etwas gemessen oder beobachtet wird.

Niels Bohr und Werner Heisenberg haben bei einem Treffen im Jahr 1927 in Kopenhagen die sogenannte Kopenhagener Deutung entwickelt. Sie besagt, dass Quantenobjekte, wenn sie beobachtet werden, ihre Welleneigenschaften ändern. Man kann das zwar mathematisch beschreiben, physikalisch jedoch nicht und darum wird in der Kopenhagener Deutung der Wellencharakter eines Objekts als «nicht real» angesehen. Die klassische Vorstellung einer objektiven Realität wurde mit diesen Überlegungen auf jeden Fall auf den Kopf gestellt.

Der französische Physiker, Louis de Broglie, stellte die Hypothese auf, dass alle Materienteilchen aus Wellen bestehen. Das heisst, auch wir mit unserem materiellen Körper haben eine gewisse Schwingung. Diese Interpretation findet beispielsweise in der Chakrenlehre ihre Gültigkeit. (Dr. Davies, 2007)

Die folgenden Paragrafen erlauben es sich, von den Naturwissenschaften in Richtung Philosophie zu blicken und versuchen, gewisse Verbindungen zu finden. Vielleicht auch Erklärungen, vielleicht Einblicke, vielleicht Zukunftsperspektiven, vielleicht Wahres, vielleicht Unwahres. Auf jeden Fall Gedanken, die **vielleicht** nicht auf wissenschaftlicher Basis erklärbar sind, aber deshalb nicht weniger eine «Möglichkeit» zur Erklärung unserer Welt sein könnten.

Die folgenden Gedanken entspringen in verschiedenen Aspekten der Intuition und wenn wir von Intuition sprechen, dann sprechen wir auch von Vertrauen. Wir vertrauen auf unsere innere Stimme. Wo die Naturwissenschaft (noch) keine Beweise hat, wo uns vielleicht manchmal die richtigen Begriffe fehlen, da wir eben keine Dinge beschreiben, die klar, sichtbar oder beweisbar sind, da kommen unsere höheren Sinne ins Spiel. Vielleicht könnte man von «Glaube» sprechen und Glauben, ist nun mal nicht erklärbar mit Worten. Glaube ist.

So dann. Nach dieser Prämisse schauen wir uns an, was diese Mikrowelt mit Heilung zu tun haben könnte. Wie wir gerade gelesen haben, existieren Quanten sowohl als Wellen als auch als

Teilchen. Die Wellen sind dabei das ungeformte Potential (die Möglichkeit). Das Teilchen wird erst durch Beobachtung zu Materie. Das Bewusstsein ist der Beobachter. Vereinfacht gesagt: die Welle ist «alle Möglichkeiten» und existiert als Option, bis sie von unserem Bewusstsein in ein Teilchen (Materie) verwandelt wird. Bewusstsein beeinflusst die Materie. Die Welle ist dabei jede erdenkliche **Information**, die je «gedacht wurde oder existiert hat», «gedacht wird und existiert» und «gedacht werden wird oder existieren wird».

Dr. Warnke führt den Gedanken noch weiter, indem er sagt, dass die Quantenphysik heute davon ausgeht, dass **alles** in unserem Universum aus Informationen besteht. Erst durch das Beobachten oder das Messen wird aus der Information etwas Konkretes.

«Folglich wird jede mögliche Information konkret, wenn ein Bewusstsein nach Sinn und Bedeutung fragt.»

(Warnke, 2011)

Auch der österreichische Nobelpreisträger (2022) Anton Zeilinger vertritt eine ähnliche Meinung. In einem Interview mit dem Schweizer Fernsehen SRF sagt er, dass die Beobachtung nicht nur die Realität (Welt) verändert, sondern gar erschafft. (Zeilinger, 2006) Zeilinger spricht in diesem Zusammenhang von Quanten.

Wie beeinflusst diese Wirklichkeit der Elementarteilchen also unser persönliches Leben? Und kann man diesen gewagten oder gar frechen Schritt wagen und eine direkte Verbindung von Physik und Philosophie ziehen? Oceans ist überzeugt, dass es so ist. Wir bestimmen durch unsere Beobachtung die Wirklichkeit. Je nachdem, wie wir eine Situation sehen, handeln wir. Wir treffen Entscheidungen auf Grund unserer persönlichen Beobachtung und Beurteilung der Dinge. Sind wir dann unzufrieden mit unseren Entscheidungen und entfernen uns von uns selbst, kommt es zu körperlichen Verspannungen.

Wir manifestieren mit unserem Körper Krankheiten. Dies spüren wir, manchmal leiden wir darunter und in vielen Fällen führt dies sogar zum Tod, also zum Ende der Materie, die wir unseren eigenen Körper nennen.

«Die Seele ist als Wesensentität prinzipiell raum- und zeitlos. Sie ist nur vorübergehend an einen Materiekörper gebunden (Inkarnation), um Erfahrungen machen zu können, die sie als «reine Seele» ohne Körper nicht machen kann.»

(Warnke, 2011, S. 239)

Das Bewusstsein hingegen ist unsterblich. Es war immer und wird immer sein. Dies sind Konzepte, die wir nur sehr schwer glauben oder gar fassen können. Unser Verstand benötigt die Illusion von Raum und Zeit, um bestehen zu können. Unser Verstand bedient sich dieser relativen Masseinheiten, um dem Körper einen Rahmen zu schaffen, in dem er «sein» kann. Auch unser Gehirn braucht diese Illusion.

Schauen wir uns im nächsten Kapitel also genauer an, was es mit der Illusion von «Zeit und Raum» auf sich hat.

Lösungen von den Übungen zum Doppelspaltexperiment:

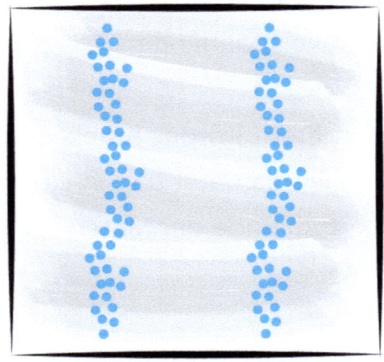

Grafik 8: Teilchenmuster klassischer Teilchen am Doppelspalt

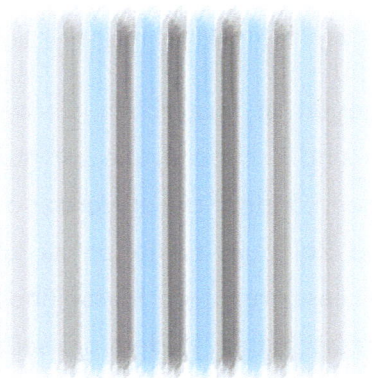

Grafik 9: Interferenzmuster klassischer Wellen am Doppelspalt

Denkanstösse und Notizen:

1. Die klassische Physik mit ihrer mechanischen, logischen Sicht auf die Welt wurde durch die Relativitätstheorie und die Quantenphysik bereichert.
2. Wir als Beobachter schalten die Wirklichkeit.
3. Unser Bewusstsein war immer, ist und wird immer sein. Wir sind unsterbliche geistige Wesen, in einem sterblichen Körper.
4. Unser Bewusstsein und unser Geist bedienen sich unseres Körpers, um in diesem Leben Erfahrungen zu machen.

1. Bist du der Ansicht, dass du deine Realität selbst kreierst?
2. Glaubst du, dass du mehr als dein Körper bist? Kannst du dir vorstellen, dass dein Bewusstsein (du) ein unsterbliches, ewiges Wesen ist?
3. Macht es für dich Sinn, dass die Welt der Elementarteilchen in direkter Verbindung mit dem Universum ist?

Oceans gibt dir einen Überblick der Quantenphilosophie und versucht so auf einem wissenschaftlichen Weg zu erklären, wie Dinge möglich sind, von denen die meisten nicht glauben, dass sie existieren.

ZEIT IST RELATIV

Wie spät ist es? Hast du Zeit? Ich habe keine Zeit. Ich brauche mehr Zeit. Ich will meine eigene Zeit. Was ist Zeit? Die Zeit vergeht wie im Flug. Zeit ist das wichtigste Gut in unserem Leben. Zeit ist Geld. Ja, aber was ist Zeit?

Die logische Erklärung von Zeit ist, was unsere Uhr uns anzeigt. Wir können sie messen, da wir Geräte entwickelt haben, die das für uns machen und trotzdem ist es, wie wir von Einstein wissen, etwas Relatives. Je schneller sich ein Körper bewegt, desto langsamer vergeht die Zeit.

Erlauben wir uns eine kleine Denkaufgabe:
Begeben wir uns für einen Moment in die Vergangenheit. Stell deinen Handywecker auf 1 Minute und mache die Übung. Wähle irgendein Ereignis aus dem letzten Jahr und gehe dorthin zurück. Versuch einfach, an den Moment zurückzugehen. Ein schönes Erlebnis mit einem geliebten Menschen oder auch ein Erfolgserlebnis, etwas Schlimmes …egal was. Irgendetwas aus dem letzten Jahr. Hast du es?

Ok, 1 Minute ab jetzt!!

Bitte nicht mit dem Geist. Es soll nicht nur eine Vorstellung mit Bildern sein. Nichts Gedachtes, denn wir wissen, dass Gedanken oder Bilder im Kopf erst im Moment kreiert werden. Also im **Jetzt** sind.

Ja, genau. Du hast Recht!
Es ist unmöglich, in die Vergangenheit zurückzugehen. Erinnerungen entstehen immer «nur» in unserem Gehirn. Das heisst im «hier und jetzt». Es ist also nicht möglich, tatsächlich in die Vergangenheit zu gehen. Versuchen wir das ganze Experiment mit der Zukunft, werden wir an die genau gleichen Grenzen stossen. Wir können uns zwar **vorstellen** in der Zukunft zu sein, wir können uns vorstellen, wie es wohl sein wird, wir können mit unserem Gehirn die wundervollsten Visionen schaffen, von dem, was sein wird, aber am Schluss sind es eben immer nur Produkte aus unserem Gehirn. Es ist folglich auch nicht möglich, in die Zukunft zu gehen. Das Einzige, das real ist, ist das «Jetzt». Wie oft hören wir dies heutzutage: wir sollen im Jetzt sein. Mindfulness wird es genannt. Bleib im Moment. Aber was ist dieses «Jetzt»? Wie lange dauert ein «Jetzt»? Du stimmst uns wahrscheinlich zu, wenn wir sagen, dass wir die Zeit pragmatisch etwa so definieren würden: In der Vergangenheit (A) ist etwas passiert. In der Zukunft (B) gibt es ein Ereignis. Die Dauer von **A zu B** ist dann die Zeit, die vergangen ist. Wenn wir diese Konstrukte jedoch gar nicht leben oder erfahren können, dann müssen wir annehmen, dass Zeit tatsächlich eine Fiktion unseres Gehirns ist.

Gehen wir zurück zum «Jetzt», wie lange dauert das »Jetzt»? Wir können nicht darauf antworten, da es keine Antwort gibt. Jetzt ist immer. Jetzt ist Vergangenheit und Zukunft. Für unsere Seele gibt es dieses Konzept von Zeit nicht. Es ist unser Gehirn, das uns diese Illusion vorspielt. Oder vergeht, wenn du schläfst Zeit? Im Schlaf ist unser Gehirn auf einer anderen Frequenz als im Wachzustand und die Zeit spielt keine Rolle mehr. Wir können sie nicht erfahren.

Wem das alles zu abstrakt ist, der kann es sich so vorstellen: Kennst du noch diese runden Hippie- Sonnenbrillen? Sie waren in den 90iger Jahren sehr modern.

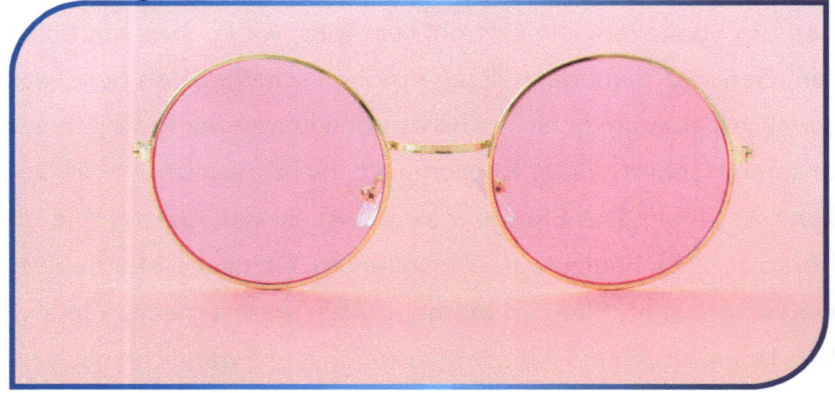

Abbildung 8: Hippie-Sonnenbrille in Pink

Man konnte sie in den verschiedensten Farben kaufen. Ich hatte eine Pinke. Mit dieser Sonnenbrille wurde alles um mich herum in pinke Farbe gehüllt. «Zeit» ist diese pinke Farbe. Die Welt an sich ist da und die pinke Linse ist die Zeit. Die Brille selbst wäre in diesem Fall unser Gehirn. Der Realität wurde durch die Brille (Gehirn) ein feiner, allumfassender Farbschleier (Zeit) übergezogen.

Nun? Wie hängt das Konzept von Zeit mit Heilung zusammen? Heilung passiert immer im «Jetzt». Es ist eine sanfte, stille und zeitlose Veränderung von Materie. In dem es keine Zeit gibt, sondern nur das Jetzt. Kann ich im Jetzt immer nur vollkommen sein. Durch die Ablenkung Zeit vergessen wir das nur leider. Unser Gehirn gaukelt uns etwas vor und wir verlieren unseren direkten Draht zu uns selbst. Wir vergessen, dass wir unsterblicher Geist sind. Es ist nur die Materie, die an Zeit und Raum gebunden ist. Der Geist lenkt die Materie!! Wir «wissen», dass beispielsweise die Heilung von einem gebrochenen Arm ca. 5-6 Wochen dauert. Dies haben wir durch Erfahrung, aber vor allem durch das kollektive Bewusstsein so ausgemacht. Wir akzeptieren es, weil wir glauben, dass es so ist. Unser Gehirn sagt uns also, dass ein Knochen ca. 5-6 Wochen braucht, um zu heilen. Nun gibt es einige Beispiele, wenige, aber es gibt sie, bei denen Knochen direkt, schnell, fast sofort heilten. Diese Fälle werden dann als «Wunder» oder «Spontanheilung» angesehen. Was, wenn es für jeden von uns möglich wäre, Knochen direkt heilen zu lassen. Was, wenn wir mit unserer Seele in einen zeitlosen Zustand kommen können, in dem alles möglich ist – sofort?

Wir leben in dieser dualen Welt, in der unser Körper einen Rahmen hat. Durch unsere Sinne, Hören, Sehen, Riechen, Schmecken und Tasten, nehmen wir die Welt wahr. Mit diesen Sinnen nehmen wir die duale Welt der Materie wahr. Was viele Naturvölker wussten und auch praktizierten, haben wir leider verlernt. Wir haben verlernt, unsere höheren Sinne zu verwenden. Da wir uns fast nur mit der fassbaren Dualität (Materie) und viel weniger mit dem Unfassbaren (Seele) beschäftigen, verkümmert unsere angeborene Gabe, in einen Zustand des «reinen Seins» zu gelangen.

In dem wir unseren Verstand bitten, sich zurückzunehmen, still zu werden, um der Seele, den Raum zu geben, die sie braucht, kommen wir an die Ur-essenz der Einheit. In dieser Zeitlosigkeit geschieht Heilung.

DER «LEERE» RAUM IST VOLL

Über die Relativität und vor allem die Realität von Zeit haben wir gesprochen. Wenn wir das Zitat von Dr. Warnke lesen («Die Seele ist als Wesensentität prinzipiell raum- und zeitlos…), spricht er von einem zeit- und **raumlosen** Dasein.

Schauen wir also auch den «Raum» an und versuchen zu erkunden, wie wir «Raum» erleben.

Jede Materie (gasförmig, flüssig oder fest) besteht aus Atomen. Atome sind aus chemischer Sicht die kleinstmöglichen Teile. Das Wort, welches aus dem Altgriechischen «ἄτομος/ átomos» kommt, bedeutet unteilbar. Aus physikalischer Sicht ist das Atom noch viel weiter zerlegbar (sog. Elementarteilchen). (Wikipedia , 2024) Auch unser Körper besteht aus Atomen. Betrachtet man den Aufbau eines Atoms, zeigen sich unglaubliche Grössenverhältnisse. Nehmen wir zur Veranschaulichung einen

Durchschnittsmenschen, der ca. 70 kg wiegt.

Wir bestehen aus 65 % Sauerstoff, aus 9,5 % Wasserstoff und 8 % Stickstoff. Der Rest der Materie setzt sich aus Kalzium, Phosphor, Kalium, Schwefel, Natrium, Magnesium, Chlor und ein paar anderen Elementen zusammen. (Yubrain, 2024)

Ohne hier mit verschiedenen Formeln und Erklärungen tiefer darauf einzugehen, wie die Masse oder die Anzahl von Atomen berechnet wird, können wir sagen, dass unser Körper aus ca. 7×10^{27} Atomen besteht. Wer sich nicht mehr ganz an das Potenzrechnen erinnert: 10 hoch 27 ist ausgeschrieben: 1 000 000 000 000 000 000 000 000 000 und das dann noch mal 7, dann haben wir die ungefähre Anzahl von Atomen, aus denen unser Körper besteht. Dies war natürlich nur zur Veranschaulichung. Es ist eine Zahl, die wir uns unmöglich vorstellen können.

Wir bestehen also aus unvorstellbar vielen Atomen, welche den materiellen Teil in uns ausmachen. Wir nehmen das vereinfachte Atommodell von Niels Bohr, um uns die Funktionsweise

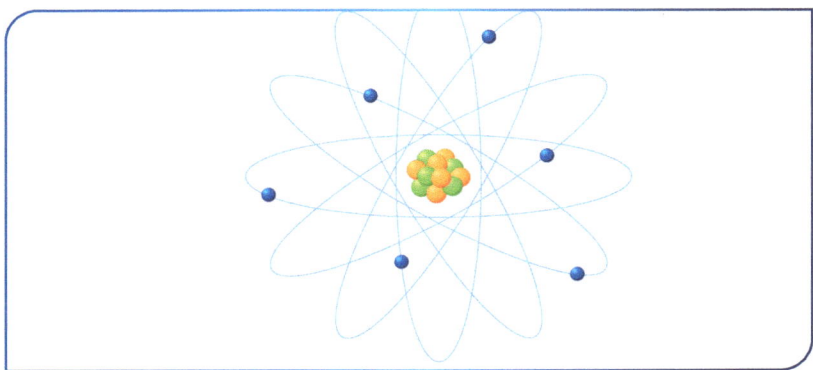

Abbildung 9: Atommodell von Niels Bohr

der Atome ins Gedächtnis zu rufen:

Ein Atom besteht aus einem schweren Atomkern (er macht fast die ganze Masse aus) und einer sehr viel leichteren Atomhülle. Das interessante dabei ist das Grössenverhältnis von Atomkern und Atomhülle:

Ich lade dich dafür wieder zu einem kleinen Denkexperiment ein.

Was ist in etwa 50 km von deinem Wohnort weit entfernt? Das kann eine grosse Stadt sein, das Haus eines Freundes oder dein Arbeitsort. Stell dir einen Ort vor, ganz egal wo oder was. Er soll einfach ca. 50km entfernt sein. Ok, gefunden?...

Sagen wir, unser Atomkern wäre ca. so gross wie du (für den durchschnittlichen Mensch ca. 1m 70). Die Atomhülle wäre dann genau an dem Ort, den du dir vorher vorgestellt hast. In 50 km Entfernung.

Ist das nicht unglaublich? Das Atom besteht zum Grossteil aus «Nichts» aus «leerem Raum». Genau genommen sind es 99,999999999 %. Die Materie macht im Verhältnis einen winzigen Teil in uns aus und trotzdem sind wir total fixiert auf den materiellen Körper. Auf das Sichtbare, Messbare und Beweisbare.

Ist es nicht an der Zeit, dass wir einen Schritt weiter gehen? Ist das Leben nicht viel aufregender, wenn wir uns eingestehen, dass da viel mehr ist als das, was wir mit den Augen wahrnehmen können?

Prof. DDr. Johannes Huber beschreibt es in seinem Buch «Der holistische Mensch – wir sind mehr als die Summe unserer Organe» sehr anschaulich, wenn er sagt: «Physik und Glaube ergänzen sich. Die Zeit prägt das Gefühl für Holistik.» (Prof. DDr. Huber, 2017: 206) Oceans ist überzeugt, dass das so ist. Die Physik und Wissenschaften helfen uns, Dinge zu erklären, der Glaube hingegen lässt uns über das Beweisbare hinauszuwachsen und somit eine weitaus holistischere Sicht auf das Leben zu bekommen. Das ist auch genau der Grund, warum es eben nicht reicht, einzelne Symptome zu behandeln. Unser Körper ist der Botschafter unserer Seele. In dem wir Krankheit erleben, zeigt uns das «Ich», dass es da etwas gibt, das nicht in Harmonie ist.

Zurück zu unseren Atomen:

Unser Massevolumen besteht folglich, wie wir gerade gelesen haben, aus 99,999999999 % masseleerem Vakuum. Wir sind zum Grossteil leer. Was ist diese «Leere» jedoch? Könnte es sein, dass dieser Teil von uns der eigentlich «wahre Teil» ist. Könnte es sein, dass genau in dieser Leere alles ist? Unsere Wahrnehmung ist groteskerweise zu 99.9 % auf das Materielle oder das Aussen fixiert. Mit unseren Sinnen nehmen wir die Welt um uns wahr und glauben, dass dies die Realität ist. *Wenn du wirklich daran interessiert bist, das Leben in seiner ganzen Tiefendimension zu erkennen, musst du unweigerlich in dich hinein blicken statt aus dir heraus.*» (Sadhguru, 2016)

Mit dem Blick nach innen gerichtet, lernen wir uns selbst kennen. In dieser «Leere» finden wir Antworten und den Ursprung aller Dinge. Das ist der Ort, zu dem wir zurückgehen müssen, wenn wir die Ursache von Krankheit erfahren wollen.

Sehen wir uns jedoch etwas genauer an, was dieses «Nichts», diese «Leere» ist:

Prof. Dr. Harald Lesch ist ein deutscher Astrophysiker, Naturphilosoph und Wissenschaftsjournalist. Er ist Professor für Astrophysik an der Ludwig-Maximilians-Universität München und Lehrbeauftragter für Naturphilosophie an der Hochschule für Philosophie in München. Prof. Dr. Lesch ist zudem ein erfolgreicher Moderator. Im Deutschen Fernsehen ZDF hat er verschiedene Dokumentarfilme und Wissenssendungen gemacht. Meistens Vorträge, die er allein hält (15-minütig). Dabei ist sein Moderationsstil aussergewöhnlich. Er schafft es, komplexe, wissenschaftliche und philosophische Sachverhalte einfach für jedermann zu erklären. Uns haben seine Beschreibung zum Vakuum sehr geholfen und wir können nur jedem empfehlen, sich die Sendungen anzuschauen. (wikipedia, 2024)

Nun denn, kommen wir zur «Leere», die dann doch nicht so leer ist und verwenden zur Veranschaulichung ein tolles Beispiel von Prof. Dr. Lesch. Hier auf der Erde sind im «physikalischen Nichts» in 1 cm^3 etwa 10^{20} Teilchen.

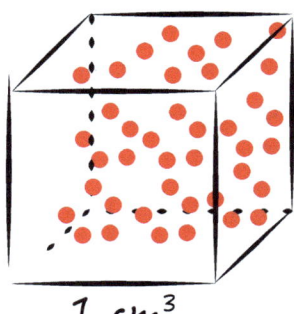

Grafik 10: Vakuum auf der Erde: Teilchen pro cm3

Die mittlere Dichte des physikalischen Vakuums wäre in der Milchstrasse etwa 1 Teilchen pro cm^3

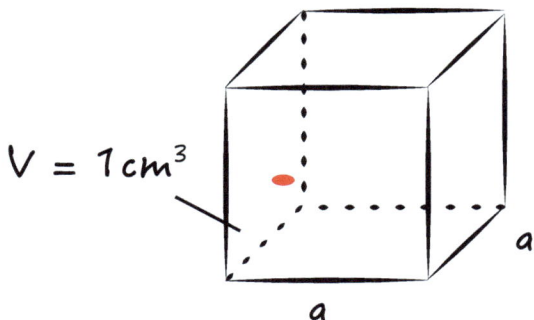

Grafik 11: Vakuum in der Milchstrasse: Teilchen pro cm^3

Im Universum ist es dann sogar nur 1 Teilchen pro m^3.

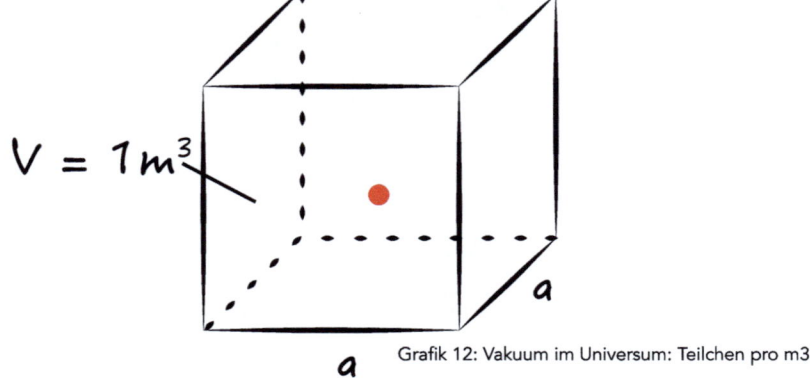

$V = 1m^3$

Grafik 12: Vakuum im Universum: Teilchen pro m3

Dass das physikalische Vakuum eben nicht leer ist, wurde bereits 1946 von einem niederländischen Physiker auf theoretischer Ebene beschrieben. Der sogenannte Casimir Effekt (nach seinem Begründer Hendrik Casimir) wurde 1956 dann auch experimentell bewiesen. Dabei werden 2 parallel ausgerichtete Metallplatten im Abstand von 1 µm (1 millionstel Meter) sich parallel gegenübergestellt. Einige der Wellen, die zwischen den Platten entstehen, werden vom Metall reflektiert. Die Wellen ausserhalb der Platten breiten sich ungehindert aus. Die Vakuumenergie ist also innerhalb und ausserhalb der Platten anders. Es kommt zu einem Überdruck.

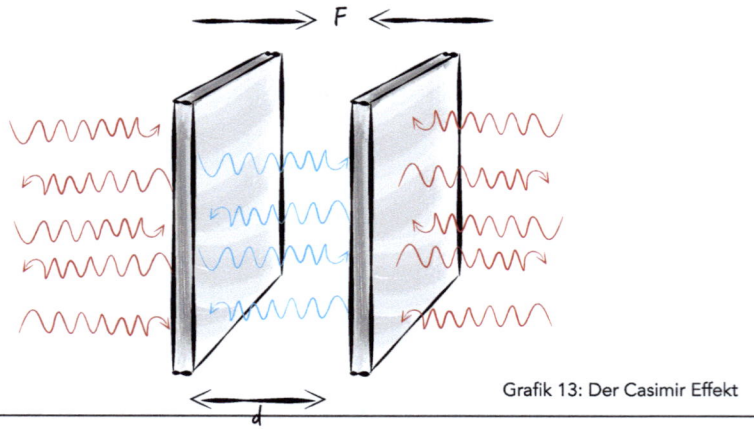

Grafik 13: Der Casimir Effekt

Wie wir schon gelesen haben, kann man in der Quantenmechanik beispielsweise nicht gleichzeitig Ort und Impuls genau bestimmen. Nun, gemäss Heisenberg ist es zudem unmöglich, dass ein schwingungsfähiges Teilchen den Wert «Null» annimmt. Das heisst, dass auch Teilchen, die sich in einem Vakuum befinden, eine (geringe) Schwingung oder Energie haben. Die kinetische Energie in der Raumzeit kann folglich nie die Amplitude «0» haben.

[3]

Prof. Dr. Gerd Ganteför führt in einer seiner Vorlesungen aus, dass jedes Elementarteilchen einen eigenen Drehimpuls (Spin) hat und die Teilchen aus dem leeren Raum entstehen. (Ganteför, 2021) Die Teilchen haben das Potenzial zu entstehen. Sie entstehen permanent, um dann sofort wieder zu verschwinden. Prof. Dr. Alfred Leitenstorfer Sprecher vom Centrum für Angewandte Photonik (CAP) an der Universität Konstanz:

„Gleichzeitig ergibt sich daraus die Konsequenz, dass beide Größen nicht gleichzeitig verschwinden können. Es gibt also selbst im Grundzustand des elektromagnetischen Feldes – also in der absoluten Dunkelheit, im absolut freien Raum – eine endliche Fluktuationsbandbreite. Dieser Grundzustand ist mit Vakuumfluktuationen behaftet, sowohl im elektrischen als auch im magnetischen Feld."

(Leitenstorfer, 2015)

Diese Teilchen sind nicht direkt beobachtbar, darum nennt man sie auch «virtuell». Durch den Möglichkeitsdruck des Wellencharakters entsteht so eine Anziehung. Je kleiner der Abstand zwischen den Platten ist, desto grösser ist der Casimir-Effekt.

Nun wissen wir, dass sich in diesem leeren Raum Energie befindet. Dies wurde von der Physik bewiesen. Es gibt einige Wissenschaftler, die dies erweitern. In: Energie und Information. Dr. Warnke nennt diese Leere «das Meer aller Möglichkeiten». Wir finden, dies ist eine wundervolle Beschreibung. Die Leere, die uns durchdringt, ist voller Möglichkeiten und Informationen. Er sagt auch:

«Der masseleere Raum unseres Körpers geht fliessend über in den identischen Raum der umgebenden Luft, weiter in die Atmosphäre der Erde und schliesslich in den Kosmos bis in die Unendlichkeit des Universums»

(Warnke, 2011, S. 67)

WOW! Lies dir dieses Zitat noch einmal durch. Was er damit sagt, ist einfach nur wundervoll. Er sagt, dass wir mit allem verbunden sind, das ist. Verbunden mit allem, was ist.

Die «Leere» in uns ist zugleich «die Einheit», von der wir im Kapitel «Einheit und Loslassen» sprechen. In dem wir unser «Inneres» beobachten, wird aus der Möglichkeit **Realität**. So wie bei der kollabierten Wellenfunktion. Nur durch die Introspektion finden wir zum Ursprung des «Ichs». **In uns** sind alle Möglichkeiten und Informationen gespeichert.

Oceans ist der Ansicht, dass es an der Zeit ist, Verantwortung zu übernehmen und den Blick nach **innen** zu wagen. Das klingt einfacher als es ist? Nein!! Man braucht nur ein bisschen Mut, sich darauf einzulassen. Gerne möchten wir dieses Kapitel mit einem Zitat von Einstein beenden, da er unserer Meinung nach mit den folgenden Zeilen Physik UND Transzendenz sprechen lässt:

«Wie alle Wesen ist der Mensch Teil des Ganzen, das wir „Universum" nennen, und rein äußerlich betrachtet von Raum und Zeit begrenzt. Er erfährt sich seine Gedanken und Gefühle als etwas, das ihn von den anderen trennt, aber dies ist eine Art optischer Täuschung des Bewusstseins. Diese Täuschung ist wie ein Gefängnis, das unsere eigenen Wünsche und unsere Zuneigung auf einige wenige Menschen beschränkt, mit denen wir näher zu tun haben. Unsere eigentliche Aufgabe besteht darin, uns aus diesem Gefängnis zu befreien, indem wir den Kreis unseres Mitgefühls und unserer Fürsorge auf alle Wesen und die Natur in ihrer ganzen Schönheit gleichermaßen ausdehnen. Auch wenn uns dies nicht vollständig gelingt, so ist doch bereits das Streben nach diesem Ziel ein Teil der Befreiung und die Grundlage für das Erlangen inneren Gleichgewichts.»

(Akademie für Potentialentfaltung, 2024)

Mit diesem Gedanken der Verbundenheit möchten wir das nächste Kapitel einleiten. Es gibt einige interessante Beispiele, wie sehr wir alle aus den gleichen Stoffen und auch aus dem gleichen Geist bestehen.

Denkanstösse und Notizen:

1. Heilung ist von «Zeit» losgelöst. Sie existiert in einer zeitlosen Realität.
2. Wir bestehen zu 99.9% aus masseleerem Vakuum.
3. Der leere Raum ist nicht leer. Er besteht aus «virtueller Energie und Informationen».
4. Der Raum in uns und ausserhalb von uns ist das gleiche Ganze. Es ist die Einheit.
5. In der Einheit ist Heilung.

1. Wie empfindest du Zeit?
2. Was löst es in dir aus, wenn du daran denkst, dass unser Körper im Verhältnis nur einen kleinen Teil an Masse und einen grossen Teil an Leere hat?
3. Willst du Zugang zur Einheit bekommen und dort auf Information und Heilung stossen?

Oceans hat durch jahrelange Erfahrung eine Methode entwickelt, die wahre Transformation bringt. Wir begleiten dich auf dem Weg zu deiner «Leere» ohne leere Versprechungen und echten Resultaten, die dein Leben für immer verändern werden.

MIKRO UND MAKRO

Wo ist die Grenze zwischen der Quantenwelt (Mikro) und unserem «normalen / alltäglichen» Leben (Makro)? Dies sind Fragen, mit denen sich nicht nur Physiker auseinandersetzen, sondern auch Philosophen und Denker suchen nach einer Erklärung.

Wir glauben, es ist sehr schwierig diese direkte Verbindung von subatomaren Partikeln und unserer Welt zu machen. Aber etwas ist ganz sicher: Es gibt viele Parallelen und einige von diesen möchten wir hier kurz vorstellen, denn für uns ist genau das ein Teil von der Magie des Lebens. Es geht dabei nicht unbedingt um Messungen oder Beweise, sondern viel mehr um das Veranschaulichen, in welch unglaublich und manchmal absurden Art alles zusammenhängt.

IN UNS UND UM UNS

Beginnen wir mit unserem Körper und bleiben wirklich bei den ganz grundlegenden Dingen. Der Körper hat ca. 32 Billionen Zellen. Der Grossteil besteht aus Kohlen-, Sauer- und Wasserstoff. Wir bestehen (wie alle Materie) aus Atomen. Wie wir schon etwas ausführlicher lesen konnten, besteht ein Atom aus Atomkern und Atomhülle. Der Kern setzt sich aus positiv geladenen Protonen und den ungeladenen Neutronen zusammen. Um den Kern und innerhalb der Atomhülle befinden sich die negativ geladenen Elektronen. Der genaue Aufbau ist sehr komplex. Wir nehmen daher zur Veranschaulichung nochmals das Schalenmodell von Niels Bohr zur Hilfe. (Simpleclub, 2024)

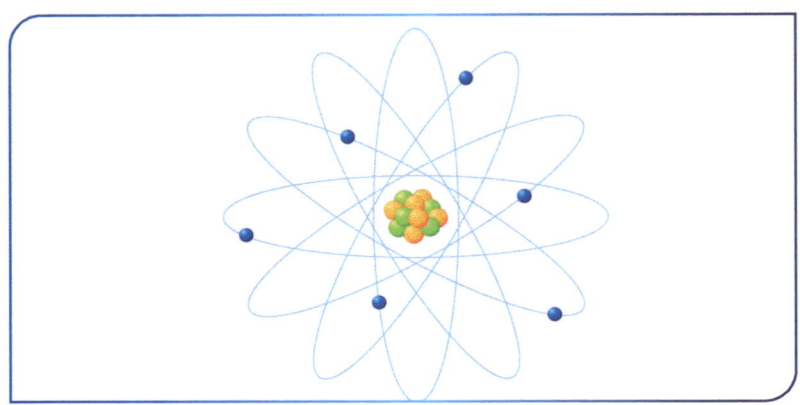

Abbildung 10: Atommodell Niels Bohr

Bitte behalte dir dieses Bild beziehungsweise Muster im Gedächtnis, denn wir möchten dir nun ein Experiment vorstellen,
das auf jeden Fall verblüfft.

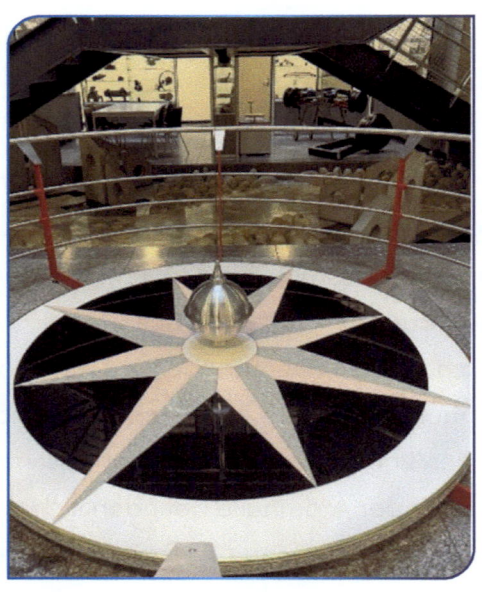

Abbildung 11: Nachbildung des Pendels von Foucault im Centro Professionale Tecnico in Biasca (CH)

Kennst du Léon Foucault? Er hat 1851 ein sehr interessantes Experiment gemacht. Er hat unter der Decke an der Kuppel des Pantheons in Paris ein Pendel aufgehängt. Das Stahlseil war 67 m lang und am Ende brachte er eine Messingkugel von 28 kg an.

Nach einem ersten Impuls schwingt das Pendel. Die Drehung geschieht durch die Erdrotation (die Erde dreht sich um die eigene Achse - dies war ein indirekter Beweis dafür). Nun würde man denken, dass das Pendel 24 Stunden braucht (Tag/Nacht), um auf der Schwingungsebene 360 ° zu drehen. Dem ist aber nicht so. Es hat sich durch Beobachtung gezeigt, dass es auf den geographischen Breitengrad ankommt, an dem das Pendel steht. In Paris braucht das Pendel beispielsweise 31 Stunden für einen Umlauf. Wer sich für die mathematische Erklärung interessiert, sollte unbedingt mehr darüber lesen oder direkt eine Nachstellung des Pendels besuchen. Es gibt verschiedene Orte wie Museen oder Schulen, an denen das Pendel von Foucault nachgebaut wurde. Wir wollen uns hier nicht auf diesen Aspekt konzentrieren, sondern eine bildliche Verbindung mit unserem Atom von vorher herstellen.

Die ETH (**Eidgenössische Technische Hochschule Zürich**) hat ein Experiment zum Foucault-Pendel gemacht, bei dem an Stelle einer Messingkugel am unteren Ende des Seils / der Schnur eine mit Sand gefüllte Patrone angebracht wurde. Sie sollte die Bahn der Pendelmasse zeigen, die sich durch den feinen Sandstrahl am Boden ergibt. Folgendes Muster wurde nach dem Versuch fotografiert:

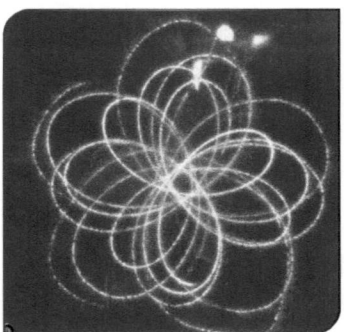

Abbildung 12: Rosettenbahn eines Foucault-Pendel Experiments. Foto: ETH Zürich, D-PHYS (Dr. Marius Simon)

Nun stelle dir das vor. Ist das nicht unglaublich schön? Wir bestehen aus Atomen und in dieser mikroskopischen Wirklichkeit

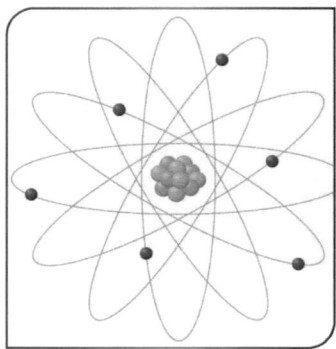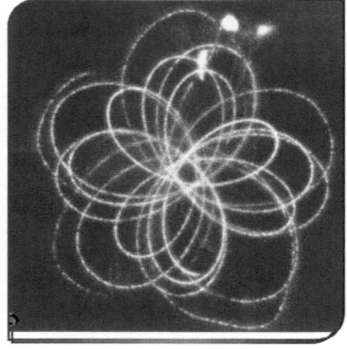

Abbildung 13: Atommodell von Niels Bohr und Rosettenbahn Experiment Foucault Pendel ETH Zürich

zeigt sich uns ein Bild, das unglaubliche Ähnlichkeit mit der Darstellung der Erdrotation (Pendelbahn aus Sand) hat.

WASSER - DAS BLUT DER ERDE

Viktor Schauberger, der ein Pionier der Wasserforschung war, nannte «Wasser» das Blut der Erde. In dem folgenden Aschnitt möchten wir etwas näher auf das Thema «Wasser» eingehen. Auch wenn es vielleicht auf den ersten Blick keinen direkten Bezug zur Selbstheilung gibt, wirst du am Ende bestimmt verstehen, warum wir diesem faszinierenden Element besondere Aufmerksamkeit geben wollten.

Wasser blubbert, brandet, braust, ergießt, fällt, fließt, flutet, gefriert, gurgelt, kocht, kräuselt, läuft, mündet, nieselt, perlt, plätschert, platscht, prickelt, rieselt, rinnt, schäumt, schießt, schwappt, schwemmt, sickert, spült, staut, strömt, tost, trommelt, tröpfelt, tropft, wiegt und wütet....

Die Liste könnte bestimmt noch viel länger werden und genauso zahlreich wie die Verben, die dem Wasser zugeschrieben werden, sind auch seine Eigenschaften. Sehen wir uns diese Quelle des Ursprungs also etwas genauer an.

Von jeher ist Wasser ein Thema in Mythologie und Religion. Es ist nach Thales von Milet (624 v. Chr. – 546 v. Chr.) der Urgrund allen Seins und das Wichtigste der Elemente. Er beschreibt die Frage nach der Arché (altgriechisch: Anfang, Prinzip, Ursprung) aller Dinge folgendermassen:

«Das Wasser (...) ist der Urstoff, der alles leben in sich birgt und alle Dinge entstehen lässt. (...) das Wasser ist ein entstandenes und unvergängliches Seiendes, ein seinem Wesen nach sich ewig gleichbleibender, materieller und in sich belebter Grundstoff.»

(Spierling, 1990, S. 25)

Wasser ist ein entstandenes Seiendes. Bis heute sind sich Wissenschaftler und Forscher noch nicht bis ins Detail darüber einig, wie das Wasser auf die Erde kam. Es gibt verschiedene Hypothesen. Die zwei häufigsten sind:

Wasser war von Anfang an auf / in unserem Planeten

Wasser kam erst durch Meteoroide oder Kometen auf die Erde. Die folgenden zwei Antworten sind beides nur Hypothesen. Die Wissenschaftler arbeiten auf verschiedenen Ebenen, um dieses interessante Rätsel zu lösen.

Bei der ersten Annahme, dass Wasser schon immer auf der Erde war, haben wir folgende Erklärung gefunden: Zu Beginn des Sonnensystems schwebte eine heisse scheibenförmige Wolke aus Gas und Eis um die Sonne. Diese Wolke begann sich an mehreren Stellen zu komprimieren und durch die Kollision von Himmelskörpern bildeten sich so verschiedene Planeten. Diese Planeten sollen aus einem Material bestanden haben, das bereits Wasser in sich hatte. So soll auch die Erde bei ihrer Geburt vor 4,5 Milliarden Jahren bereits Wasser im tiefen Erdmantel gehabt haben.

Diese These ist jedoch sehr ungewiss, da viele Wissenschaftler davon ausgehen, dass die Erde ziemlich nahe bei der Sonne war und aus diesem Grund das Wasser absorbiert hätte.

Die zweite Hypothese ist, dass Wasser durch Kometen und Asteroiden, die aus den äusseren Bereichen des Sonnensystems gen Zentrum flogen, auf die Erde prallten. Diese Himmelskörper sollen aus Staub und Eis bestanden haben. Zu der Zeit soll die Erde jedoch noch ein heisser glühender Klumpen gewesen sein und so verdampfte das Eis. Erst als die Erde dann abkühlte, fiel der Dampf als Wasser vom Himmel. (Titz, 2016)

Dr. Ulrich Köhler, Planetenforscher des Deutschen Zentrums für Luft- und Raumfahrt in Berlin meinte in einem Interview mit Karsten Möbius zum Thema "Woher kommt unser Wasser?":

«Es gibt Modelle, die sagen, es muss Zehntausend Jahre nonstop geregnet haben, bis sich die Ozeane füllten.»

(Dr. Köhler, 2023)

Wir können also mit der heutigen Forschung und dem heutigen Wissen noch nicht sicher sagen, woher das Wasser auf der Erde herkommt, aber was wir auf jeden Fall sagen können, ist, dass Wasser eine unglaubliche Bedeutung und Faszination für uns Menschen hat. Diese Faszination von WASSER findet sich in Mythologie, Religion und Tradition wiederIn der altorientalischen Mythologie waren die Meeresgötter der Anfang aller Dinge. In der griechischen Mythologie war Okeanos der Meeres

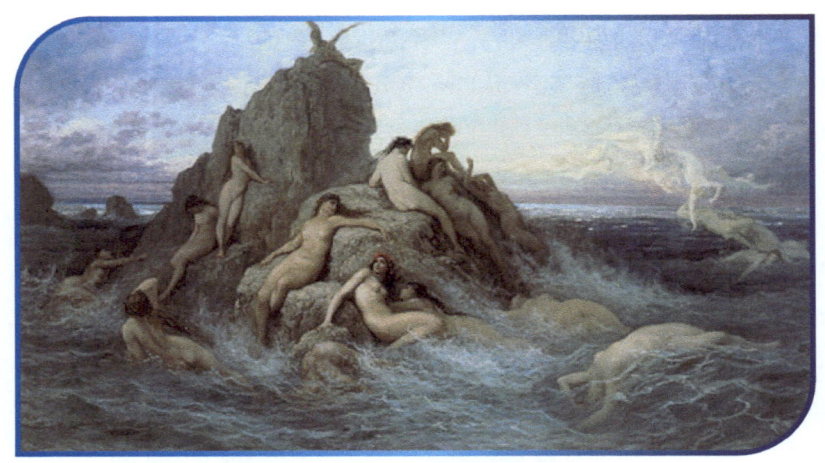

Abbildung 14: Gustave Doré: Die Najaden des Meeres (um1870)

gott. Das Bild von Gustav Doré zeigt seine Töchter, die Nymphen (Okeaniden). (Wikipedia , 2024)

Okeanos war der Sohn von Uranos (Himmel) und Gaia (Erde). In der Antike wurden Flüsse und Meere personifiziert, beispielsweise der Rhein wurde zu Rhenus. Denken wir auch an Poseidon, Neptun oder an den etwas moderneren Aquaman von Marvel. Im Jüdisch-christlichen Glauben kennen wir die Geschichten aus der Bibel. Zum Beispiel die Sintflut, der Durchzug der Israeliten durch das rote Meer oder der Gang Jesu übers Wasser.

Nicht zu vergessen die Taufe, die ihren Ursprung im Judentum hat. Im christlichen Glauben wurde die Taufe mit der Taufe Jesu durch Johannes eingeführt. Danach wurden vor allem Erwachsene getauft, um damit ihre Zugehörigkeit zum christlichen Glauben, ihre Aufnahme in die Gottesgemeinschaft, die Anteilnahme am Tod und der Auferstehung Christi zu bekennen. Das geweihte, das heisst gesegnetes Wasser durch einen Priester, soll die schlechten Taten wegwaschen. Es sollte damals noch eine «freie» Entscheidung eines mündigen Menschen sein. Im Laufe des 4. Jahrhundert wurde dann in einigen christlichen Religionsgemeinschaften auch die Kindstaufe eingeführt. Im Islam müssen sich die Gläubigen vor den Gebeten durch eine rituelle Waschung mit Wasser reinigen. Der Iman Ihsan Tokös erklärt in einem Vortrag zum Jahr des Wassers in Deutschland, dass im Koran steht: *«Allah hat jedes Lebewesen aus Wasser erschaffen.»* (Iman Tokös, 2023) Im Islam symbolisiert Wasser die göttliche Allmacht und Barmherzigkeit.

Nicht nur in der Mythologie und Religion haben sich Menschen seit Urzeiten mit dem Thema Wasser befasst. Auch die Wissenschaft interessiert sich für die etwas unkonventionelle Beschreibung und Erklärung von diesem Element. In der Quantenmechanik geht man davon aus, dass alles in unserem Universum eine gewisse Schwingung hat. So haben auch Gedanken und das geschriebene Wort eine gewisse Frequenz.

Wir möchten hier ein Experiment von einem bekannten japanischen Wissenschaftler vorstellen. Dr. Masaru Emoto hat einen sehr interessanten Versuch gemacht, von dem einige von euch bestimmt schon gehört haben. Der japanische Wissenschaftler hat untersucht, wie Worte auf Wasser reagieren und hat damit bewiesen, dass Wasser Informationen speichert. Seine Studie hat er 1999 in einem Buch mit dem Titel «Messages from Water» veröffentlicht. Die deutsche Ausgabe wurde mit dem Titel «Die

Botschaft des Wassers» vom Koha Verlag herausgebracht.

Also zum Experiment:

Dr. Emoto und sein Team haben dazu verschiedene Behälter mit Wasser gefüllt und dann beschriftet oder mit Musik beschallt. Es waren verschiedene Worte und Sätze wie zum Beispiel: «ich liebe dich», «ich hasse dich», «Ewigkeit», «du machst mich krank», «Danke»...usw. Das Wasser wurde dann bei minus 5 Grad schockgefroren und die Kristalle unter dem Mikroskop fotografiert. Es ist wirklich unglaublich, welche Resultate die Wissenschaftler bekamen: die Wörter mit positiven Affirmationen ergaben wundervolle, majestätische sechseckige Kristalle, wobei Aussagen wie «du machst mich krank», «ich hasse dich»... keine symmetrischen Kristalle formten, sondern eher dunklen, unförmigen Flecken ähneln.

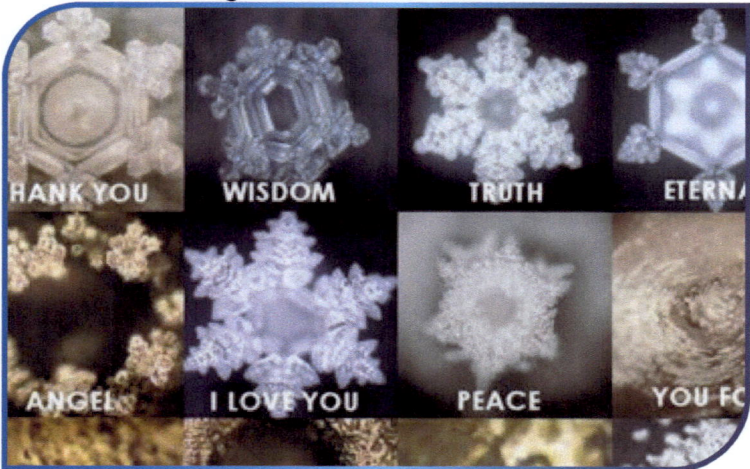

Abbildung 15: Experiment Kristalle: Masaru Emoto (ourpeacefulplanet.com)

2015 konnte auch am Max-Planck-Institut ein Team von Wissenschaftlern nachweisen, dass Wasser ein Gedächtnis hat. Falls ihr am Thema «Wasser interessiert seid», solltet ihr unbedingt den Oceans-Talk mit dem Titel « Water» ansehen.

Um den Kreis zu schliessen, möchten wir hier noch ein Zitat von Schauberger anführen:

«Ich betrachte das Wasser als das Blut der Erde. In ihm herrscht zwar nicht der haargenau gleiche Vorgang wie in unserem Blut vor, jedoch ein sehr ähnlicher.»

(Schauberger, 1930)

Auf genau diese Tatsache möchten wir nämlich hinaus. Unsere Erde besteht aus ca. 70 % Wasseroberfläche. Unser Körper besteht aus ca.70 % Wasser (das Verhältnis verändert sich im Laufe des Lebens). Das ist doch kein Zufall, oder? Es ist vielmehr ein Zeichen für die Vollkommenheit des Ganzen.

Zum Abschluss von diesem Paragrafen möchten wir dir noch einen kleinen Gedanken mitgeben:

Wenn Worte eine so enorme Auswirkung auf Wasser haben, was für eine unglaubliche Kraft haben sie dann auf unseren Körper, der zu 2/3 aus Wasser besteht?

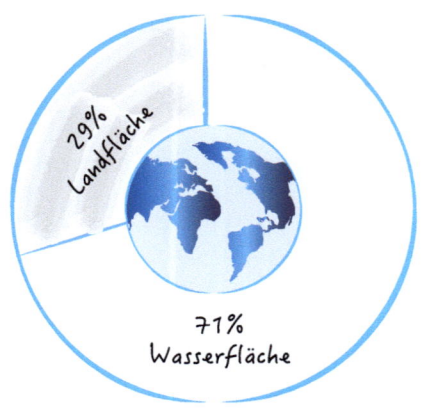

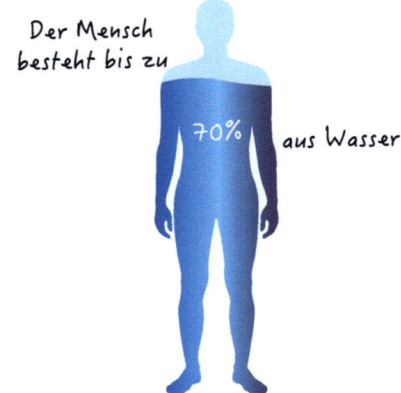

Abbildung 16: Wasseroberfläche Erde   Abbildung 17:Wasser im menschlichen Körper

FIBONACCI ZAHLENFOLGE

Es gibt eine Vielzahl an Beispielen, die unglaubliche Verbindungen und Parallelen auf unserer Welt aufzeigen. Es ist absolut beeindruckend, wie unser Universum und die Menschheit gebaut sind. Heilung ist ein ganz natürlicher Prozess des Menschseins. Wir sind uns dessen nur leider viel zu wenig bewusst. Die menschliche Natur birgt so viele Geheimnisse in sich, die wir täglich unbewusst erleben. Diese Dinge sind da, aber wir nehmen sie nicht wahr. Denken wir nur an die Fibonacci Zahlenfolge, die vom Italiener Leonardo Pisano (1170-1240), besser bekannt als Leonardo Fibonacci, bereits 1202 beschrieben wurde. Er zeigte, wie die Natur mathematischen Strukturen folgt. Dabei hat er die berühmte Zahlenreihe

entdeckt, bei der die vorherige Zahl und die Nachfolgende einer Art Additionsgesetz folgen. Es ist eine unendliche Zahlenfolge, bei der jede Zahl die Summe der zwei vorangehenden Zahlen ist:

1, 1, 2, 3, 5, 8, 13…
1+1= 2 + 3=5+8=13…
Das Bildungsgesetz lautet: $f_n = (f_{n-1}) + (f_{n-2})$

Je höher man in der Zahlenreihe voranschreitet, desto schwieriger wird auch die Berechnung. Der Mathematiker Binet hat 1843 eine Formel gefunden, die es schaffte, alle Folgenglieder der Fibonaccifolge einfach und schnell zu berechnen. Auch interessant ist, dass je größer die Fibonacci- Zahlen werden, desto mehr gleicht der Quotient einer Fibonacci-Zahl und der Zahl davor dem sogenannten **goldenen Schnitt: 1,61803.**

Der goldene Schnitt (lat. «proportio divina») ist ein Teilungsverhältnis einer Strecke.

« Dabei wird die Gesamtstrecke **a+b** in zwei Teilstrecken **a** und **b** geteilt. Das Verhältnis von der gesamten Strecke **a+b** zur größeren Teilstrecke **a** ist dabei gleich dem Verhältnis der größeren Teilstrecke **a** zur kleineren Teilstrecke **b**.»

(Smarter, 2024)

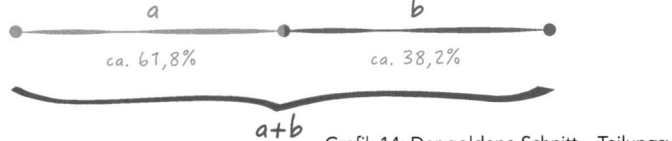

Grafik 14: Der goldene Schnitt – Teilungsverhältnis einer Strecke

Das Teilverhältnis a/b wird durch die Goldene ϕ Zahl beschrieben. ~1,618.

Wenn wir uns die folgenden Beispiele für die Fibonaccifolge und dem goldenen Schnitt in der Natur ansehen, dann nimmt es uns wohl nicht mehr Wunder, warum es im lateinischen «das göttliche Verhältnis» genannt wurde.

In Bildsprache wird die Fibonacci – Folge als Spirale dargestellt:

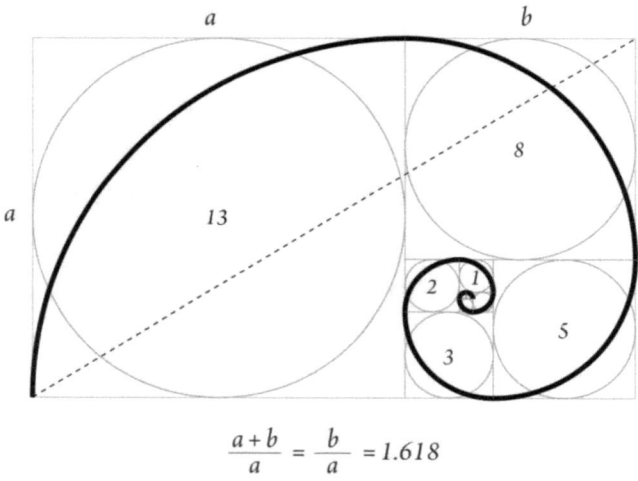

$$\frac{a+b}{a} = \frac{b}{a} = 1.618$$

«Als Konstruktionsgrundlage dient ein Raster aus aneinander gereihten Quadraten mit der Seitenlänge der Fibonacci-Zahlen. Die in den Quadraten entstehenden Kreissegmente verbinden sich zur Fibonacci-Spirale. Diese öffnet sich immer weiter, da das Zahlenwachstum schnell zunimmt.»

(Wandstyle, 2021)

Diese Abfolge von Zahlen wäre an sich vielleicht nichts Spektakuläres. Die Tatsache, dass die Natur in vielen Bereichen dieser Zahlenreihe folgt, ist jedoch sehr spektakulär. So sind beispielsweise viele Blütenblätter genau nach diesem Prinzip angeordnet, da sie so die maximale Möglichkeit auf Sonnenlicht bekommen. Die Sonnenblumenkerne sind nach der Fibonacci- Sequenz angeordnet, da sie so die maximale Anzahl an Kernen auf einer Blume haben können.

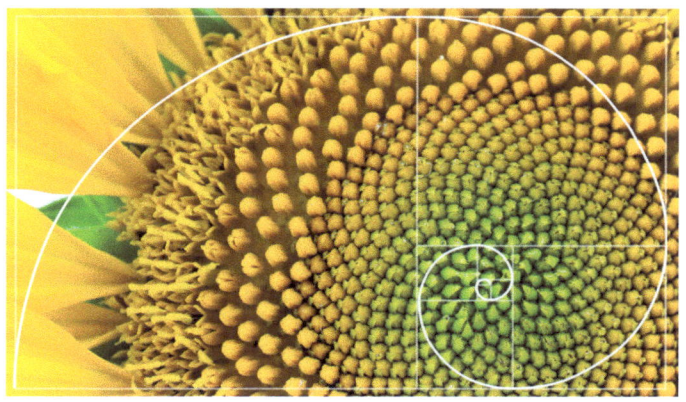

Abbildung 19: Fibonacci-Gleichung in Sonnenblumen

Aber auch Muscheln zeigen diese spiralartige Anordnung mit einer klar definierten Anzahl von Kreisen. Fibonacci hat mit dieser Sequenz auch das Wachstum von Tierpopulationen beschrieben. Ja, diese mathematische Struktur findet sich sogar in der Anordnung von Hurrikans und Galaxien wieder.

Als etwas modernes Beispiel sei der Vollständigkeitshalber auch das Investmentbanking genannt. Viele Investoren arbeiten mit dem sogenannten Fibonacci Retracement, um zum richtigen Zeitpunkt zu traden. Ist es nicht einfach atemberaubend, wie das System Leben funktioniert? Alles scheint eine Logik zu haben, alles scheint miteinander verbunden zu sein.

Oceans ist der tiefen Überzeugung, dass es genauso ist. Unser Universum und unsere Existenz folgen klaren Mustern, auch wenn wir die meisten nicht sehen oder gar verstehen.

Und doch sind wir in dieses System von «Ursache und Wirkung», von «Dualität» und «Einheit» eingebettet.

Denkanstösse und Notizen:

1. Unser Körper besteht aus ca. 28-37 Billionen Zellen.
2. Wir bestehen wie jede Materie aus Atomen.
3. Das Pendel von Foucault zeigt die Erdrotation.
4. Wasser ist nicht nur überlebenswichtig für uns, sondern es ist auch eine Muse für Philosophen und Kunst. Die Welt besteht aus 70% Wasseroberfläche. Unser Körper besteht aus ca. 70% Wasser. Wasser speichert Informationen.
5. Fibonacci entdeckte in der Natur die Sprache der Mathematik.

1. Wie nimmst du deinen Körper wahr? Kannst du dir vorstellen, dass du viel mehr bist als nur Materie.
2. Hast du schon einmal eine Nachbildung vom Pendel von Foucault besucht? Wenn nein, dann solltest du das unbedingt machen. Es ist eine wundervolle Sache, die Erdrotation zu «sehen».
3. Schreibe dir 3 Dinge auf, die dir an der Natur gefallen und mit denen du eine Verbindung spürst.

Oceans zeigt dir in kleinen Schritten eine neue Sicht auf die Welt, ohne dich zu überfordern.

OCEANS – SELF-HEALING-MODELL

Wer seine inneren Selbstheilungsprozesse aktivieren will, sollte die folgenden Schritte gehen:

1. Achtsamkeit:
Wer bin ich? Kenne ich mich? Spüre ich mich? Wer bin ich wirklich? Was will ich für mein Leben? Wo sehe ich den Sinn in meinem Leben? Bin ich gesund?

2. Akzeptieren
Ich akzeptiere alles, was ist und alles, das nicht ist. Ich akzeptiere mich. Ich akzeptiere mein Leben und die Welt, die mich umgibt.

3. Ich lasse los
Ich befreie mich von allem Vergangenen und Zukünftigen und bin einfach nur im Jetzt. Ich lerne, wie ich mein Leben bewusst erfahren kann und lebe mein authentisches Selbst. Dieser letzte Schritt eröffnet mir ein gesundes, erfolgreiches und erfülltes Leben.

ACHTSAMKEIT

Wenn wir unser Leben nicht leben, wird das Leben uns leben.

Wer bist du? Wer bist du wirklich? Was ist das «Ich»? Was willst du? Bist du gesund? Bist du glücklich? Machst du in deinem Leben genau das, was du machen willst?

Keine Angst, im Moment sind das einfach nur «Fragen» und du musst nicht antworten. Lassen wir einfach mal kurz die Phantasie spielen...

Stell dir vor, du bist an einem wundervollen Sandstrand, blauer Himmel, sanfter, warmer Sommerwind. Bis hierher war es leicht, in die Vorstellung zu kommen, richtig? Nun, gehen wir einen Schritt weiter. Stell dir vor, du bist ein Segelschiff. Glücklich, zufrieden, etwas naiv und unbeschwert. Du BIST einfach. Am späten Nachmittag beginnt der sanfte Sommerwind etwas stärker zu werden, es wird etwas kühler. Du spürst, dass du sanft, aber ständig hin und her geschaukelt wirst. Der Wind wird immer stärker und da du keinen Anker gesetzt hast, beginnst du dich in irgendeine Richtung zu bewegen. Das Segel ist weit gespannt, du bist offen und frei. Offen für jede Art von Wetter, auch bei Gewitter, wenn die Segel eigentlich eingezogen werden sollten, lässt du sie offen, du lässt sie im Urzustand. Im Bekannten. Wir könnten es die «comfortzone» nennen. Ich bleibe beim Bekannten, beim Vertrauten und «schon immer Existierenden». Mit diesem offenen Segel haben Regen und Unwetter eine grosse

Fläche, dich zu treffen, du bist Schwierigkeiten und ungewollten Ereignissen ausgesetzt, weil du dich entschieden hast, dich nicht zu schützen. Das Tragische daran ist, dass der Wind dich willkürlich in verschiedene Richtungen schleifen wird. Du kommst irgendwo, auf irgendeiner Insel, an irgendeinem Strand an und du musst dann mit dem umgehen und leben, was du vorfindest. Das bedeutet, dass du immer nur reagieren kannst. Reiz und Reaktion. Wenn wir jedoch wollen, dass wir selbst die Richtung angeben, um auch wirklich an den Strand zu kommen, an dem wir sein wollen, müssen wir unsere eigene Verantwortung übernehmen. Wir müssen beginnen den Kurs anzugeben und vor allem ein genaues Ziel vor Augen haben. Ich brauche ein Ziel, um ein Ziel zu erreichen! Das klingt alles sehr logisch und doch ist es in der Praxis schwierig umzusetzen. Vor allem, weil wir oft gar nicht wissen, was wir wollen.

Dazu möchte ich euch eine kleine Anekdote erzählen. Während einer Schulstunde habe ich mit meinen Schülern verschiedene Sänger und Musikstücke besprochen. Bei einem bestimmten Lied habe ich sie gefragt, ob ihnen die Melodie, der Text, kurz das Lied gefallen hat. Sie nehmen ihre Handys in die Hand, schauen etwas auf Youtube nach und zeigen dann auf. Mir war nicht klar, was es nachzuschauen gab. Ich frage also nach und ein Junge antwortet mir, ich habe geschaut, wie viele Klicks das Lied hat. Ich habe immer noch nicht verstanden, was dies mit meiner Frage zu tun hat. Erst nachdem auch andere Schüler bestätigten, dass sie die Anzahl von «Likes[3]» nachgeschaut haben, wurde mir klar, dass ihnen ein Lied gefällt, wenn es viele Klicks hat. Immer mehr Menschen wissen nicht mehr, was ihnen persönlich gefällt und was nicht. Was sie wollen und was nicht. Nicht nur die Generation 4.0 vergisst sich selbst, es ist ein Phänomen, das unsere ganze Gesellschaft überflutet hat. Wir werden, wie noch nie, beeinflusst von der Meinung anderer. Hätte man uns vor zehn Jahren gesagt, dass wir uns Maulkörbe anlegen lassen, dann hätten wir aufgeschrien. Aus irgendeinem Grund ist es jedoch immer häufiger der Fall, dass wir uns vom Wind der öffentlichen Meinung führen lassen, ohne zu wissen, wohin wir gehen. Der einzige Weg, wahrhaft das Steuer unseres Segelschiffs wieder zu übernehmen, ist: zu uns selbst zurückzukommen. Neu zu lernen, auf uns selbst zu hören. Wahrzunehmen, was uns glücklich macht, was uns Freude macht, was wir geniessen, was wir uns für uns selbst wünschen. Ein erster Schritt ist daher, sich wirklich Zeit zu nehmen, um sich selbst klarzumachen, auf welcher Insel, auf welchem Strand man sein will. Man wird achtsam.

Die alles entscheidende Frage ist folglich: Was will ich? Diese Frage ist oft gar nicht so einfach zu beantworten und darum brauchen wir ein System, das uns hilft, uns selbst besser zu verstehen. Im Wirbel und der Hektik des Alltags sind wir nicht selten in einer Art Hamsterrad gefangen. Wir stehen auf, machen unsere Morgenroutine, fahren zur Arbeit, kommen müde nach Hause, essen, setzen uns noch kurz vor den Fernseher oder surfen in den Sozialen Medien, um dann ins Bett zu fallen. Ein paar Stunden später beginnt alles von Neuem.

Was will ich? Was macht mir wirklich Freude? Wir sollen die Tage mit Leben füllen – nicht das Leben mit Tagen.

«Eine Vision ist das Wichtigste. Eine Vision gibt Sinn und Bedeutung. Eine klare Vision zu haben, bedeutet ein Bild davon zu haben, wie dein Leben deiner Vorstellung nach aussehen soll, und einen Plan, wie du das erreichst.»

(Schwarzenegger, 2023)

Dieses tolle Zitat von Arnold Schwarzenegger sollte man sich zu Herzen nehmen. In seinem Buch «Be useful – Sieben einfache Regeln für ein besseres Leben», das wir übrigens jedem empfehlen, beschreibt er, wie sehr sich seine Erfolgsgeschichte auf einer klaren Vision aufgebaut hat. Der Punkt ist, dass wir nicht nur denken, sondern klare und systematische Gedanken denken. Dies ist eine **bewusste Entscheidung**. Wir müssen lernen neu zu denken. Was bedeutet das? Ein Bekannter hat dies einmal «Gedankenhygiene» genannt. Wie wir bestimmt schon alle mal irgendwo gelesen haben, soll der Mensch pro Tag ca. 60 000 Gedanken haben. Nun ist klar, dass nicht all diese Gedanken bewusst sind. Vieles passiert unbewusst und das ist auch gut so. Die bewussten Gedanken jedoch, können wir beobachten.

Ich kann etwas denken und dann hinterfragen, was ich gerade gedacht habe. Wie oft kreisen wir um die gleichen negativen Dinge. Sie kommen immer wieder in unser Gedächtnis. *«Ich kann nicht verstehen, warum sie das zu mir gesagt hat. Es ist unglaublich. Sie weiss, dass mich das stört. Warum hat sie das nur gesagt? Sie ist wirklich eine dumme Kuh. Sie hätte das nicht sagen sollen. Ich werde das nie schaffen. Ich habe keine Lust zu arbeiten. Wann ist endlich Sonntag? Ich bin wirklich alt geworden....bla bla bla».* Für jeden sind diese Gedanken natürlich anders, was wir aber leider fast alle gemeinsam haben, ist, dass wir immer wieder um dieselben Gedanken kreisen.

Und bitte glaubt uns, dass wir damit überhaupt nicht sagen wollen, dass negative Gedanken schlecht sind und wir nun anfangen müssen nur noch positiv zu denken. Ehrlich gesagt, glauben wir überhaupt nicht an diese «NUR POSITIV DENKEN METHODE». Sie kann nicht funktionieren, weil unsere Welt und unser Leben eben nicht nur EINE Seite hat. Wie wir im Kapitel zur Dualität lesen werden, existiert alles immer nur im Doppelpack. Wenn es gut gibt, gibt es auch schlecht. Wenn Finsternis, dann auch Licht usw. Es geht also nicht darum, nur positive Gedanken zu haben und die Negativen zu verdammen. Nein, es geht darum, zum Beobachter zu werden. Wir sollen einen Schritt zurück machen und unsere eigenen Gedanken beobachten. Hör einfach mal bewusst hin, was dein Gehirn dir sagt. Beobachte, ohne zu richten. Nimm einfach alles an, was da ist. Unsere Gedanken sind Konstrukte unserer Erfahrungen. Richtig? Alles, was wir denken, kommt aus unseren Erlebnissen. Jeder von uns nimmt die Welt unterschiedlich wahr. Was für den einen eine riesige Freude ist, kann für den anderen ein absoluter Horrortrip sein. Wir sind nicht unsere Gedanken. Unsere Gedanken sind Produkte unserer Erfahrung. Lasst uns zusammen eine kleine Übung machen:

Stell dir vor, du beginnst in einer neuen Firma zu arbeiten und du kommst in ein neues Team. Dein Chef bittet dich, dich vorzustellen, aber auf eine ganz bestimmte Art. Er gibt dir also einen kleinen Zettel in die Hand und sagt: «Bitte lies dir die Aufgabe genau durch, bereite dich heute nach der Arbeit vor und dann morgen wirst du dich der ganzen Belegschaft vorstellen.» Auf dem Zettel steht:

Bitte stelle dich vor OHNE:
-deinen Nameb zu sagen
-deinen Wohnort zu nennen
-deine Herkunft preiszugeben
-deine Ausbildung oder deinen Beruf zu erwähnen
-deine soziale Rolle zu nennen (Mutter, Vater, Ehemann, ...

Hast du es versucht? Nicht ganz einfach, richtig? Wir sind das Produkt unserer Erfahrungen. Unsere Eltern haben uns nicht nur unseren Namen gegeben, sondern auch das soziale Milieu, Ansichtsweisen, gewisse Perspektiven, Vorurteile und vieles mehr. Die Schule, in die wir gegangen sind. Die Menschen, die wir getroffen haben. Den Beruf, den wir gewählt haben. Die Partner, die wir hatten. - Alles beeinflusst, wie wir heute denken. Dies wusste schon der römische Kaiser Marc Aurel, der sagte: «*Auf die Dauer der Zeit nimmt die Seele die Farbe der Gedanken an.*» (Von Hirschhausen, 2019)
Das klingt vielleicht verrückt, aber wir müssen unsere Gedanken

genau beobachten, um wieder zu uns selbst zu finden. Wir müssen uns bewusst machen, wenn wir zum Beispiel unsere Mutter hören, die sagt: «Von nichts, kommt nichts» oder unseren Lehrer, der uns sagte, dass wir nie gut genug für die Universität sein werden. Vielleicht steckt hinter dem: «mein Hintern ist wirklich fett geworden», einfach nur die Stimme von deinem Ex-Mann. Wir MÜSSEN beginnen unsere Gedanken zu beobachten. Wenn mir klar wird, dass ich aus einem gewissen negativen Gedankenstrudel nicht mehr rauskomme. Sollte ich zu mir selbst sagen: Ok, Gedanke, du bist da, aber ich bin nicht mit dir einverstanden. Du hast deine Berechtigung, aber ich gehe jetzt einen anderen Weg. Nur, wenn wir beginnen anders zu denken, haben wir die Möglichkeit auch anders zu handeln. Wenn wir mit unserem Leben nicht zufrieden sind, dann müssen wir etwas ändern. Dies ist aber nicht immer einfach und darum beginnt alles bei unseren Gedanken. Hier beginnt Achtsamkeit. Ich gebe acht und glaube nicht alles, was meine Gedanken mir sagen. Es gibt einen Text aus dem Talmud, ein bedeutendes Schriftwerk des Judentums, der es auf den Punkt bringt:

Achte auf deine Gedanken, denn sie werden zu Worten.
Achte auf deine Worte, denn sie werden zu Handlungen.
Achte auf deine Handlungen, denn sie werden zu Gewohnheiten.
Achte auf deine Gewohnheiten,
denn sie werden zu deinem Charakter.
Achte auf deinen Charakter, denn er wird dein Schicksal.

Von Anbeginn der Zeit sind wir Menschen gefangen in vorgefertigten Strukturen. Diese Strukturen, Regeln, Vorschriften und Arten, wie wir Dinge kollektiv beurteilen und bewerkstelligen, geben uns Halt und Sicherheit. Warum dies so ist, wird im Kapitel über die DNA des Menschen genauer erklärt.

Wir sind in diesen Strukturen und haben das Gefühl, sie sind das Sicherheitsnetz, das uns hindert, zu fallen. Strategien, die uns davor bewahren sollen, in unseren Leben Situationen zu erleben, die uns aus der Bahn bringen, uns in Gefahr bringen, uns trennen von der Gesellschaft, uns an Anerkennung verlieren lassen.

Diese Überlebensstrategien sollen uns Zuneigung garantieren, Schutz geben und uns glücklich machen, doch letztlich verweigern sie uns die Möglichkeit, uns selbst kennenzulernen. Uns selbst wirklich kennenzulernen, macht uns Angst. Von Kindheit an haben wir gelernt, dass es einfacher ist, Masken zu tragen und wir meinen damit nicht die «grauenvollen-COVID-Masken». Wir wollen uns und unsere Mitmenschen nicht enttäuschen und so haben wir Verhaltensweisen entwickelt, die uns dabei helfen, nicht zu nahe an unseren inneren Kern zu kommen. Vielleicht sogar nicht mehr unterscheiden zu können, was wirklich meine Gedanken sind und welche Ideen ich einfach übernommen habe und sie nun aus Gewohnheit so denke.

Wir halten uns an diesen Strukturen fest in der Hoffnung, dass wenn wir uns an das Rezept des richtigen Lebens halten, wir so die Tage, die Entscheidungen und Beziehungen nicht versalzen. Wir wollen, dass das Endergebnis unseres Lebenswerks perfekt ist und in vielen Situationen in unserem Leben ist dies auch absolut notwendig, um unser Überleben zu sichern. Wir brauchen gewisse Regeln, um unseren physischen Körper in dieser dualen Welt zu schützen und sein Weiterbestehen zu garantieren. Wir brauchen Regeln, um als Menschen auf der gleichen Welt leben zu können. Wir übersehen jedoch, dass es nicht um das Ergebnis unseres Lebenswerks geht, sondern um das Leben an sich. Jeder von uns hat schon den Satz «Der Weg ist das Ziel» gehört. Nirgends passt diese Aussage so gut wie für unser Leben. Es ist gemacht, um gelebt zu werden. Wir sind das Leben. Das Ziel ist es, das zu erkennen.

Lassen wir diese Tatsache, dass wir das Leben sind außer Acht, töten wir jedoch mit genau dieser Art des Existierens unseren ätherischen Körper, unsere Seele. Wir nehmen unserer Seele die Luft zum Atmen, wir berauben sie ihrer wahren Bestimmung, ihres wahren Ausdrucks. Unsere Seele wird von uns selbst gequält, gefoltert und schlussendlich schmerzhaft ermordet. Dieser Mord führt uns in ein Dasein, in dem wir nicht mehr leben, sondern gelebt werden. Dies ist einer der grössten Faktoren, die uns krank machen. Indem wir gegen unser authentisches Selbst kämpfen, beginnt unser Körper beleidigt zu reagieren. Wir sind unzufrieden, unglücklich und gestresst. Stress ist einer der häufigsten Ursachen von Krankheit, wusstest du das?

Wir opfern unsere Authentizität auf der Suche nach Akzeptanz und verlieren uns dadurch ganz. Obwohl wir von Kindheit an immer gesagt bekommen haben, was «richtig» und «falsch» ist, was man macht und was nicht, sollten wir endlich den Mut finden, einfach zu «sein». Zurückgehen zum «Fühlen» und «Spüren». Eigentlich haben wir alle einen natürlichen inneren Kompass. Ein Bauchgefühl, die Intuition, Situationen einzuschätzen und dann ohne, dass unser Gehirn die Entscheidung noch zehn Mal durch die verschiedenen Filter gehen lässt, zu entscheiden. Was denken die Nachbarn, die Familie, Freunde und die Gesellschaft? Solche Fragen sind unserem geschulten Gehirn wichtig. Was passiert jedoch, wenn wir einfach «nur» auf das Bauchgefühl hören und direkt danach handeln? Dies macht uns kindlich, offen und objektiv. Natürlich könnte man sagen, dass Kinder oft unvernünftig handeln, und das stimmt bestimmt auch, aber der Punkt ist, dass es nicht darum geht immer zu versuchen, das Richtige zu machen, sondern um zu leben. Wirklich das Leben zu leben. Erfahrungen, Gefühle und Fehler zu machen. Wobei es, wenn wir so denken, keine Fehler im herkömmlichen Sinne gibt. Wir lieben das Zitat von Samuel Beckett, das diesen Gedanken so wundervoll zum Ausdruck bringt:

«*Ever tried. Ever failed. No matter. Try again. Fail again. Fail better.*»

(Marshall, 2017)

Wir Menschen legen in alles Werte. Wir bestimmen, ob etwas würdig oder gut ist. Diese Beurteilung machen wir auf Grund unserer Erfahrungen, der Erfahrungen und Beurteilungen unserer Eltern und Menschen in unserer Umgebung, die uns ihre ganz persönliche Sicht der Dinge vorleben und manchmal leider auch aufzwingen. Wir bemerken dabei nicht, dass dies zu einer schleichenden Veränderung unserer Realität führt. Diese Situationen werden zum Rahmen unseres Weltbildes und wir sind damit für immer gefangen in der Vergangenheit und der Beurteilung des jetzigen Augenblicks durch die Brille von bereits Geschehenem, nicht mehr existenten. Wir verfolgen Denkmuster und Situationen, die uns Sicherheit geben sollen und liefern uns damit selbst aus. Wir liefern uns dem Gefängnis der ewigen Routine aus, die uns keine Fehler machen lässt. Die Routine, die uns davor bewahrt oder besser verdammt, nicht die zu sein, die wir sein könnten. Das heisst, wir sind nicht «unser wahres Ich». Mit der kollektiv entschiedenen Wahrnehmung von, was «gut» und «schlecht» ist, versäumen wir es selbst zu denken, zu spüren und zu handeln.

Der erste Schritt ist folglich genau hinzuschauen und sich wirklich Zeit zu nehmen, um zu verstehen, wer wir sind. In dem wir authentisch werden und wahrlich unsere Kreativität leben, kann unsere Seele sich entfalten. Wir sind weniger gestresst, da wir uns wohl in unserer Haut fühlen. Es gibt für den Körper keinen Grund mehr sich zu rebellieren.

Im nächsten Absatz schauen wir uns den zweiten Eckpfeiler der Oceans-Methode an. Die Akzeptanz, von allem, was ist und nicht ist.

AKZEPTANZ

In Wahrheit gibt es kein «gut» und kein «schlecht». Es gibt kein «richtig» oder «falsch». Es gibt immer nur, was ICH persönlich als mein «Richtig» oder «Falsch» beurteile. Man darf natürlich nicht vergessen, dass wir in einer Gesellschaft gewisse Regeln beachten müssen, sollten wir die Folgen einer Nichtbeachtung nicht tragen wollen. Wenn ich jemanden töte, man mich fasst und ich vor Gericht komme, wird es nicht reichen, dass ich dem Richter gegenüber argumentiere, dass es für mich in dem Moment das Richtige war, den Menschen zu töten. Unser Rechtsstaat hat ein System entworfen, welches uns gewisse Dinge nicht erlaubt und uns auch bestraft, wenn wir uns nicht daranhalten. Wir stimmen daher natürlich zu 100% zu, dass es im rechtlichen Sinne falsch ist, jemanden zu töten. Gehen wir jedoch zurück zu der «Erfahrung Leben», dann gibt es kein Gesetz, keine Grenze und vor allem keine Beurteilung, die uns sagt, dass es falsch ist, jemanden zu töten. Das mag für die meisten Menschen grauenvoll klingen, aber lasst uns bitte erklären:

Wir kommen auf diese Welt, in genau dieses Leben, da unsere Seele verschiedene Erfahrungen machen muss. Wir sind immer genau an dem Ort, an dem wir sein sollen, ob wir das akzeptieren oder nicht. Du stimmst uns sicher zu, wenn wir sagen, dass wahre Veränderungen unseres Charakters vor allem dann passieren, wenn wir über uns hinauswachsen. Schwierige Situationen geben uns die Möglichkeit kreativ zu werden, Dinge anders zu machen und unser Leben neu in die Hand zu nehmen. Das Gute, Schöne, Angenehme und Einfache ist leicht anzunehmen. Es ist die Kehrseite der Medaille, mit der wir es schwer haben.

Wenn wir jedoch davon ausgehen, dass alles, aber auch wirklich alles in unserem Leben aus einem Grund passiert und dazu dient, uns zu formen, dann wird uns bewusst, dass unsere Seele eigene Spielregeln hat. Eine der grössten Ursachen von Unzufriedenheit, Stress und Krankheit kann durch das Annehmen meiner Lebenssituation vermieden werden. Lerne ich alles, was sich mir in meinem Leben zeigt, zu akzeptieren, dann kommt es in mir selbst zu keinen Spannungen mehr. Es geht im Leben nicht darum, ständig alles in «gut» oder «schlecht» einzuteilen und zu beurteilen. Es geht vielmehr darum, dass wir bewusst alles erfahren und wir uns die Freiheit erlauben zu SEIN.

Hier in dieser Welt benötigt unsere Seele einen Rahmen, in dem sie bestehen kann. Unser Geist braucht die Dualität, um sich zu orientieren. Wenn es kein «vorne» und kein «hinten», kein «oben» und kein «unten», kein «schwarz» und kein «weiss», kein «richtig» oder «falsch» gäbe, hätte unser Geist keinen Anhaltspunkt, wo er sich gerade befindet. Wir können «warm» nicht bestimmen, wenn wir «kalt» nicht kennen. Unser Geist braucht folglich das Werkzeug der Beurteilung, um Entscheidungen treffen zu können. Dies schützt unser Überleben und ist tief in der DNA des Menschseins verankert. Wenn wir jedoch den rudimentären Instinkt des Überlebens übersteigen wollen, müssen wir vom Gehirn zum Herzen wandern und der Stimme des unsterblichen Kerns in uns lauschen.

Wenn wir in einer Situation etwas tun, was für uns stimmt, dann ist es immer das «Richtige»: Es ist, was unsere Seele gerade in diesem Moment erleben muss. Bleiben wir kurz bei diesem Gedanken: Es ist im Moment gerade «das Richtige». In jedem Moment macht jeder Mensch das, was er in dem besagten Moment gerade machen kann. Viele von euch schreien jetzt bestimmt auf, da wir uns nicht damit zufriedengeben wollen, dass jemand anders reagiert, als wir es erwarten. Wir sind daran gewöhnt zu urteilen und zu verurteilen: «*Er hätte das anders machen sollen. Sie hatte kein Recht, sich so zu verhalten. Ich finde, sie hätte das nicht machen dürfen. Wie konnte er nur so etwas Grauenvolles tun?*»

Er konnte etwas so «Grauenvolles» tun, weil seine Seele genau an dem Punkt ist, an dem sie eben ist. Wer weiss, was er in seiner Kindheit erlebt hat. Was er ertragen musste. Wer weiss, ob er schon in anderen Leben schwere Dinge erlebt hat. Wir wissen es nicht. Wie würde ich mich verhalten, wenn ich genau diese Erfahrungen erlebt hätte wie er? In diesem Sinn ist jeder Weg perfekt. Jede Wertung ist nichtig, denn es gibt keine Wertung in den Erfahrungen des Lebens.

Lass dir diesen Satz auf der Zunge zergehen: « Jede Wertung» ist nichtig und das gilt vor allem auch für uns selbst. All unsere Erfahrungen passieren aus einem gewissen Grund. Sie sind das Ergebnis unseres Seins.

Es ist folglich auf dem Weg der Selbstheilung fundamental, dass wir diese Art zu denken auch für uns selbst anwenden. Wir müssen mit jeder Verurteilung von uns selbst und Dingen, die wir in der Vergangenheit, unserer Meinung nach, «falsch» gemacht haben, Frieden schliessen. Wir müssen lernen, uns selbst zu vergeben. Wir müssen anerkennen, dass wir an jedem Zeitpunkt unseres Lebens immer genau das machen, zu dem wir eben gerade fähig sind. Dies bedeutet nicht, dass wir nicht über unsere Taten nachdenken sollten. Natürlich ist es gesund und absolut wichtig über unsere Handlungen nachzudenken, aber wir sollten Abstand von den Taten nehmen und sie immer als Erfahrungen sehen, die uns formen und uns zu dem machen, was wir sind. In dem wir Abstand nehmen, werden wir objektiv. Wir haben sozusagen einen klaren Kopf und können aus der Ferne analysieren, was wir heute anders machen würden. Auf diese Weise wird unsere Vergangenheit zu einem wahren Segen.

Bleiben wir jedoch an unserer Vergangenheit mit einem Gefühl der Schuld und Verurteilung hängen, dann wird sich diese Emotion in unsere Seele fressen und unsere treue Alarmanlage «Körper» wird uns früher oder später darauf aufmerksam machen, dass es da etwas gibt, mit dem wir noch nicht in Frieden sind. Er gibt uns Signale und somit die Möglichkeit, auf das Unstimmige in uns zurückzukommen.

Die Spannungen, die durch Schuldgefühle entstehen, führen dann zu einem Ungleichgewicht in uns selbst. Es manifestieren sich auf diese Weise sowohl auf physischer als auch auf energetischer Ebene Dysfunktionen. Wie wir im Kapitel über die DNA ausführlich lesen können, kommt es dabei auf körperlicher Ebene zu Schmerzen oder Krankheiten.

Auf energetischer Ebene wird der natürliche Energiefluss gehemmt. Die Traditionelle chinesische Medizin beschreibt dieses

Phänomen mit Hilfe der Energiebahnen im Körper, den sogenannten Meridianen. Vielleicht kennst du das schon, beispielsweise von Behandlungen durch Akupunktur.

Diese Unstimmigkeiten existieren jedoch immer nur in uns, denn
die Welt oder das «Außen» ist immer nur eine Möglichkeit. Wie
wir gelesen haben, gibt es kein «gut» und kein «schlecht» an
sich. Es gibt keine ultimative Realität, sondern immer nur die Realität des einzelnen Beobachters. Jeder von uns sieht die Welt
auf seine ganz persönliche Weise.

Jede Wertung der äußeren Umstände ist nur eine Interpretation. Es liegt also an uns, wie wir die Dinge annehmen und in-
terpretieren. Es ist eine bewusste Entscheidung. Jede Situation
kann immer aus verschiedenen Perspektiven gesehen werden
und «ich alleine» entscheide, welche Bedeutung ich in die Dinge lege. Probleme können so als **unüberwindbares Hindernis**
oder einfach als **hilfreiche Chance** gesehen werden.

Schau auf das folgende Bild. Sind es drei oder vier Holzbretter?
Wa:

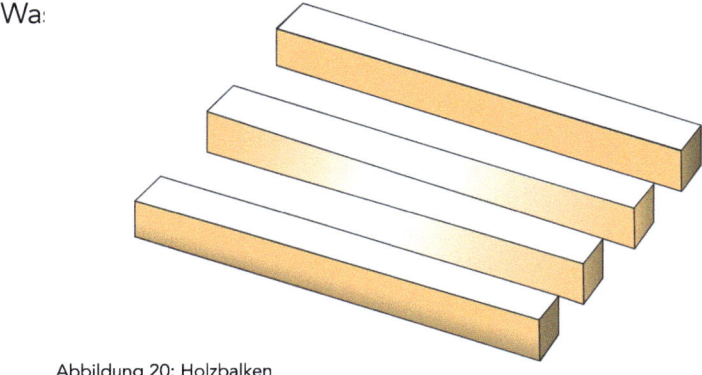

Abbildung 20: Holzbalken

Egal was sich mir im Leben zeigt, ich habe immer die Wahl, wie ich darauf reagiere. Ich habe immer die Wahl, welche Wertung ich in die Dinge lege.

Ist diese Wahl und Interpretation nicht im Einklang mit meinem wahren «Selbst», dann ergibt sich daraus eine Spannung und diese wird sich unweigerlich den Weg nach Aussen bahnen. Wir erkennen sie dann in Form einer Realität, die wir nicht unbedingt wollen.

In diesem Sinne wird uns die totale Verantwortung für unser Leben geben. Wenn wir uns bewusst machen, dass wir allein unsere Wirklichkeit schalten, dann gibt es keinen Sündenbock mehr, dem wir die Schuld geben können. Weder Umstände noch Menschen können wir in dem Fall verantwortlich machen, warum unser Leben nicht so läuft, wie wir es wollen.

Das Wunderbare dabei ist, dass es uns nicht nur die Verantwortung gibt, sondern auch eine unglaubliche Schöpferkraft. Wenn ich mich nicht mehr von Aussen beeinflussen lassen muss, wenn ich keine Erklärungen mehr finden muss, warum ich gewisse Dinge mache und warum nicht, dann kann ich beginnen meinen eigenen Weg zu gehen. Ich kann mich bewusst entscheiden, mein Leben und meine Gesundheit in die Hand zu nehmen.

Jeder von uns hat ein Recht darauf, das Leben zu leben, das sie oder er sich erwünscht. Wir sind hier auf dieser Welt, um uns selbst zu formen. Unsere Seele ist hier, damit sie Erfahrungen machen kann, denn dieses Leben ist eine der vielen wundervollen Etappen auf der Reise des «ICHS».

Wir laden dich mit diesem Buch dazu ein, dich selbst zu suchen und auch zu finden. Nur wenn wir wissen, wer wir sind, das heißt, wirklich an den Kern von uns selbst kommen, kann Heilung geschehen.

LOSLASSEN

Bei Oceans sprechen wir im Zusammenhang mit Selbstheilung unter anderem vom «Loslassen». Was wir damit meinen, ist: «mit dem Fluss des Lebens zu gehen». Das klingt einfacher, als es in Bezug auf Heilung tatsächlich ist, wenn wir daran denken, wie sehr wir mit Menschen und Erfahrungen verbunden sind.

Achtsamkeit, Akzeptanz und Loslassen sind drei Konzepte, die eine starke Beziehung zueinander haben. Sie entsprechen in ihrer Gesamtheit dem Heilungsprozess und jede einzelne persönlichkeitsverändernde Etappe hilft uns, näher an uns selbst zu kommen. Das "Loslassen" entspricht der definitiven Überwindung unserer menschlichen Einschränkung und ist aus diesem Grund das anspruchsvollste Element auf dem Weg der Selbstheilung. Es erfordert die Fähigkeit, emotionale Bindungen in unserem intimsten und persönlichsten "Selbst" loszulassen (In Bezug auf das, was wir denken und erlebt haben). Das Loslassen kann jedoch erleichtert werden, wenn wir uns die ersten beiden Phasen (Achtsamkeit und Akzeptanz) bereits zu eigen gemacht haben. Alle drei Prinzipien spielen sich auf verschiedenen Ebenen ab: auf der weltlichen Ebene der menschlichen Erfahrungen, auf der individuellen Ebene des Seins und auf der universalen Ebene der Einheit. In den vorherigen Kapiteln haben wir uns mit der faszinierenden Welt der Biologie, Chemie, Genetik und Neurologie beschäftigt. Wir haben gesehen, dass all diese Aspekte unseres Seins ständig zusammenarbeiten, um Erfahrungen zu erzeugen. Erfahrung ist der menschliche Zweck, denn sie ermöglicht uns Selbsterkenntnis, die wir in unserem Streben nach der Wiederentdeckung unseres wahren Wesens benötigen.

Weißt du, was dein wahres Wesen ist?
Unser wahres Wesen? ...wir können lange darüber nachdenken und haben trotzdem keine klare Vorstellung davon.

Diese Suche nach Erkenntnis ist der Weg, auf dem wir uns befinden und den Oceans als den Heilungsprozess betrachtet. Es ist ein langsames Erwachen hin zur Erkenntnis unseres wahren Seins. Wir sind so geschaffen, dass wir vor allem eines wollen: überleben. Wir befinden uns in einer Welt, in der fast alles geschehen kann und auch alles geschieht.

Das Leben selbst ist eine äußerst kraftvolle Erfahrung. Aufgrund unseres genetischen Zustandes ist unsere Verbindung zu dem, was wir erfahren, besonders stark. Unsere DNA garantiert, dass wir jede Erfahrung vollständig durchleben und sie uns berührt und zeichnet.

Wir laden dich auf eine kleine Übung ein:
Versuche, dich in jede dieser Situationen hineinzuversetzen und tue dich an die Stelle der Menschen. Wir laden dich dazu ein, jeden Satz zu lesen und dann die Augen zu schließen und wirklich in die Vorstellung zu gehen.

- Du bist ein 7-jähriges Mädchen, das in einem Vorort einer Großstadt in Australien zur Schule geht.
- Du bist ein älterer Vietnamkriegsveteran (aus Vietnam), der im Kampf verstümmelt wurde. Jetzt leidest du an einem Posttraumatischen Stresssyndrom. Du bist allein in Hanoi mit nichts anderem als deinen Albträumen.
- Du bist eine 30-jährige Sekretärin, die in Quito, Ecuador lebt. Dein 60jähriger Chef, der verheiratet ist und vier Kinder hat, hört nicht auf, dich im Büro anzumachen.
- Du bist ein 11-jähriges Mädchen in Afrika, das gerade gegen seinen Willen einer Genitalverstümmelung unterzogen wurde. Der Schmerz ist so stark, dass du das Bewusstsein verlierst.
- Du bist ein 23-jähriger Mann, der in L.A. an der Universität studiert und verzweifelt eine Freundin sucht, aber zu schüchtern ist, eine Frau anzusprechen.
- Du bist ein 15-jähriger Junge, der Mitglied einer Bande in Caracas, Venezuela, ist. Du hast bereits 5 rivalisierende Bandenmitglieder und 3 unschuldige Passanten getötet. Du kämpfst jeden Tag um dein Leben.
- Du bist ein 4 Jahre alter Junge, der einen Wutanfall bekommt, wenn er das Handy seiner Mutter nicht benutzen darf.

- Du bist eine ältere Frau, die sich einsam fühlt, weil sie in einem Altersheim lebt. Du wirst schlecht behandelt und deine Kinder besuchen dich nie. Du bist verzweifelt, hilflos und verängstigt.

- Du bist ein Serienvergewaltiger und Pädophiler, der durch unzureichende   Gesetze und ein schwaches Justizsystem nicht verurteilt wird. Also machst du ruhig weiter.

- Du bist in einer glücklichen Ehe und ihr erwartet das erste Kind. Du bist voller Vorfreude.

Wir hoffen, du konntest dich in die Situationen hineinversetzen. Für manche ist es einfacher als für andere, die Fantasie spielen zu lassen und sich wirklich auf die Gedanken einzulassen. Was wir damit erreichen wollen, ist, dass du dir klar machst, dass es ganz gleich ist, in welcher Lebenssituation wir uns befinden. Es sind immer Dinge im Aussen. Es sind Umstände, die uns zwingen zu reagieren.

Beim Loslassen geht es darum, das Leben zu leben, Erfahrungen zu machen, aber gleichzeitig zu verstehen, dass die Erfahrung an sich etwas ist, das außerhalb von uns existiert. Noch einmal: Wir sind nicht unsere Erfahrungen. Wir sind nicht unsere Gedanken. Loslassen bedeutet, sich daran zu erinnern, wer wir sind.

Denkanstösse und Notizen:

1. Ich brauche ein Ziel, um ein Ziel erreichen zu können.
2. Gedanken werden zu Worten, dann zu Handlungen, dann zu Gewohnheiten, dann zu unserem Charakter. Gedanken bestimmen unser Schicksal.
3. Ich habe die Verantwortung für mein Leben, aber auch die volle Schöpferkraft.
4. Gut und Böse ist eine Illusion. Was wir ausstrahlen, kommt zu uns zurück.
5. Ich bin nicht meine Erfahrungen.

1. Hast du deine Bestimmung im Leben gefunden? Hast du ein klares Ziel?
2. Schreibe dir einige Gedanken auf, von denen du weisst, sie kommen dir immer wieder in den Sinn.
3. Übernimmst du die volle Verantwortung für dein Leben?
4. Wenn du dein Leben ansiehst, was findest du darin vor? Kannst du glauben, dass du all das kreiert hast?
5. Was fällt dir schwer loszulassen? (Ärger, Schuld, Sorgen, Menschen...)

Oceans begleitet dich gerne Schritt für Schritt durch die Phasen des Erwachens. Durch Übungen, Strategien und Techniken helfen wir dir, die Etappen der Achtsamkeit, der Akzeptanz und des Loslassens zu durchlaufen.

DUALITÄT, KAUSALITÄT, EINHEIT

Dualität, Kausalität und Einheit sind Konzepte, die im Oceans' Modell der Selbstheilung eine wichtige Rolle spielen.

Bei Oceans haben wir einen einzigartigen Ansatz entwickelt, der jedem die Fähigkeit gibt, auf eine sehr reale und direkte Weise mit der Selbstheilung zu beginnen. Dies geschieht durch spezielle Techniken und Werkzeuge, die wir für diesen Zweck entwickelt haben. In diesem Kapitel erfährst du, was die oben genannten Konzepte bedeuten und wie sie mit deiner Fähigkeit zur Selbstheilung zusammenhängen.

Unser Modell der Selbstheilung basiert, wie du bereits mehrmals gelesen hast, auf drei Grundprinzipien: Achtsamkeit, Akzeptanz und Loslassen. Diese stellen die drei grundlegenden Fähigkeiten dar, die notwendig sind, damit eine Person bewusst heilen kann.

Wir haben wichtige Parallelen zwischen: «Dualität und Achtsamkeit», «Kausalität und Akzeptanz» und «Einheit und Loslassen» identifiziert. In diesem Kapitel möchten wir daher auf genau diese Verbindungen näher eingehen.

DUALITÄT UND ACHTSAMKEIT

Was ist dir lieber: warm oder kalt? Süß oder sauer? Hell oder dunkel? Keine Angst,   wir wollen dich nicht über deine Vorlieben ausfragen, sondern aufzeigen, dass wir nur wissen können, wie sich warm anfühlt, wenn wir auch schon erfahren haben, wie sich kalt anfühlt.

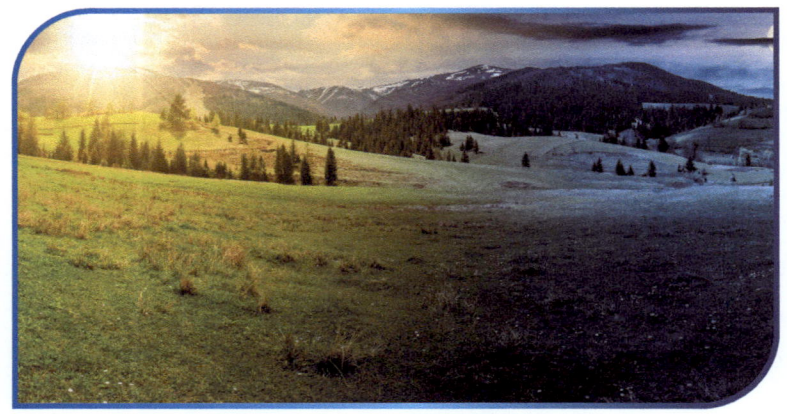

Abbildung 21: Dualität: Tag und Nacht

Das Konzept der Dualität beschreibt etwas, das aus gegensätzlichen oder komplementären Teilen besteht. Die Gegensätze existieren oft in einer wechselseitigen Beziehung, in der sie sich gegenseitig definieren und ergänzen. Sie definieren sich so zu sagen, durch ihr Verhältnis zueinander.

Dies gilt sowohl für physische, greifbare Dinge als auch für immaterielle, abstrakte Konzepte. Einige greifbare Beispiele für Dualität könnten sein: Tag und Nacht, die durch Licht und Dunkelheit gekennzeichnet sind; Nahrung kann süß oder salzig sein;

ein Klima kann trocken und dürr oder feucht und nass sein, heiß oder kalt. Objekte können hart oder weich sein. Einige immaterielle Beispiele für Dualität könnten sein: «Ja» und «Nein», «oben» und «unten», «gut» und «schlecht», «glücklich» und «traurig», «wütend» und «zufrieden». Das bedeutet, dass es für all diese Dinge immer auch das gegensätzliche Pendant dazu gibt. Dazwischen (zum Beispiel: schwarz-weiss) haben wir dann all die Nuancen, sozusagen die «Grautöne» von einer Seite zur anderen.

Ob du bereits von Dualität gehört hast oder nicht, spielt keine Rolle. Sie ist immer bei dir. Sie ist eines der Grundprinzipien, die die Realität definieren und das Fundament dafür bilden. Dualität ist in allen Facetten des Daseins sichtbar: Vom Atom, das positiv und negativ geladene Teilchen enthält, bis hin zu den riesigen Weiten des Universums mit den Billionen von Galaxien. In allem auf dieser Welt finden wir Dualität.

Was hat diese Dualität also mit Achtsamkeit zu tun?

Achtsamkeit ist eines der ersten Ziele, die es auf dem Weg der Selbstheilung zu erreichen gilt. Laut dem Oxford Wörterbuch wird Achtsamkeit definiert als: *«Bewusstes Wissen über den eigenen Charakter und die eigenen Gefühle.»* (Oxford, 2024)

Eine sehr gute Definition, wie wir finden. Achtsamkeit bedeutet, sich über die eigenen Gefühle klar zu werden. Wenn wir darüber nachdenken, was das Wort «Charakter» eigentlich bedeutet, kommen die meisten von uns zu einem Schluss, der irreführend ist. Lass uns erklären:

Wie du weißt, sind wir alle sehr unterschiedlich. Wir alle haben bestimmte Aspekte unseres Charakters, die sehr ausgeprägt und entwickelt sind, sowie Aspekte, die nicht sehr entwickelt oder sogar mangelhaft sind. Viele Charaktereigenschaften, die wir haben, sind uns auch gar nicht bewusst. Wir könnten sagen, dass jeder von uns gute und weniger gute Züge hat. Wenn wir ehrlich unseren Charakter betrachten, werden wir feststellen, dass wir sowohl fähig sind, Gutes zu tun, als auch Schlechtes. Erkennst du die Dualität? Für die meisten ist es nicht einfach, dies zu akzeptieren. Wir haben ein Ego entwickelt, dessen einziger Zweck darin besteht, zu überleben. Deshalb sind wir kulturell darauf konditioniert, zwischen Gut und Böse zu unterscheiden. Unser Ego möchte nichts mit dem Bösen zu tun haben, da es uns in Gefahr bringen könnte. Es ist gesellschaftlich auch nicht akzeptiert «böse» oder «faul» zu sein. Die meisten von uns brauchen Zeit, um sich an die Idee zu gewöhnen, dass wir alle Charaktereigenschaften in uns haben. Sowohl die Guten als auch die Schlechten. Das bedeutet nicht, dass wir all diese Eigenschaften manifestieren, aber es bedeutet, dass wir dazu in der Lage sind. Sich mit Achtsamkeit zu beschäftigen, bedeutet, zur Erkenntnis zu kommen, dass wir ALLES sind. Erinnerst du dich an den sehr lustigen Film aus den 80er Jahren, mit Dan Aykroyd und Eddie Murphy, namens «Die Glücksritter» («Trading Places»)? Dieser Film ist voll von Dualität. Für diejenigen, die diese Geschichte nicht kennen, empfehlen wir den Film anzusehen. In dem Film schließen zwei reiche Brüder eine Wette ab. Sie wollen herausfinden, ob das Verhalten von Menschen auf ihre Gene oder das soziale Milieu zurückzuführen ist. Ein reicher Mann und ein Bettler wechseln also die Rollen und es kommt zu einem lustigen und erstaunlichen Abenteuer in den neuen Lebenssituationen.

Du wirst definitiv viel lachen und verstehen, warum wir diesen Film im Zusammenhang mit Dualität erwähnen. Die Geschichte zeigt, dass wir alle, ohne Ausnahme, sowohl großartige Taten als auch schrecklich böse Taten vollbringen können.

Bei Selbstheilung geht es darum, Zugang zu unserem höheren Selbst, unserem größeren Ausdruck, zu erlangen. Wir müssen die Fähigkeit erlangen, uns mit unserem wahren Selbst oder «Charakter» zu verbinden. Achtsamkeit bedeutet aus Oceans' Perspektive, eine echte Verbindung mit der Tatsache zu haben, dass wir das Bewusstsein aller Dinge sind. Das Leben ist ein Prozess von Erfahrungen, der es uns ermöglicht, zu erleben, wer wir wirklich sind, in all unseren Facetten, um zur Erkenntnis zu gelangen, dass wir alles sind.

Wenn wir uns umsehen und betrachten, was auf unserem Planeten passiert, sehen wir, dass es buchstäblich alles gibt. Es gibt einfach alles, was wir uns vorstellen können und sogar Dinge, an die wir niemals nur denken wollen, da sie so abscheulich, böse und schrecklich sind. Taten, die von Menschen an anderen Menschen verübt werden, die so grauenvoll sind, dass wir sie uns nicht vorstellen können. Während gleichzeitig die unglaublichsten Akte von Edelmut, Mitgefühl und Liebe auf der Welt stattfinden. Es gibt Menschen, die andere quälen, missbrauchen, ermorden und töten. Es gibt aber auch Menschen, die sich liebevoll und mit absoluter Hingabe um ihre Familien, Freunde und Geliebten kümmern. Sie würden sogar ihr eigenes Leben, für das eines anderen Menschen opfern.

Das ist Dualität. Wir sind totale Dualität: zusammengesetzt aus zwei Teilen gleichwertiger und entgegengesetzter Extreme und allen möglichen Nuancen dazwischen. Es ist alles vorhanden, damit wir uns durch diese Existenz entdecken können. Wir durchlaufen die Dualität in den Erfahrungen, die wir in unserem Leben machen, damit wir langsam zu uns selbst zurückkommen.

Du wirst dich fragen, was Dualität nun mit Selbstheilung zu tun hat. Also: Für die meisten Menschen wird Gesundheit definiert durch das Vorhandensein oder Nichtvorhandensein von Krankheit. Im Kontext der Selbstheilung ist Gesundheit jedoch viel, viel mehr als das. Sie betrifft alles, was in unserem inneren Universum geschieht, während dem wir uns im Laufe eines Lebens, Tag für Tag, durch die äußere Welt bewegen. Es ist ein bewusst und achtsam werden.

Die Wahrheit ist, dass wir unsere Gesundheit selbst gestalten. Sie geschieht nicht einfach zufällig. Gesundheit ist, in diesem weiteren Sinne, die Antwort, die wir auf das generieren, was wir wahrnehmen. Es ist das «Spielfeld», auf dem unsere Gedanken und die daraus resultierenden Gefühle dann in der physiologischen Ausdrucksform unseres Körpers manifest werden.

Wahrnehmung bestimmt, was wir denken. Was wir denken, bestimmt, was wir fühlen, und der physische Körper folgt. Gesundheit besteht aus genau diesem Prozess.

Sich bewusst zu werden, wie sich Dualität auf unser Leben auswirkt, ist ein wichtiger Faktor, um aus den normalen menschlichen Einschränkungen auszutreten, die uns daran hindern, uns selbst zu heilen.

Das Erkennen von Dualität verändert, wie wir uns selbst und das Leben, das sich um uns entfaltet,
wahrnehmen.

Durch Achtsamkeit nehmen wir unsere persönliche Welt neu wahr und dies ist der erste Schritt auf dem Weg der Selbstheilung.

Denkanstösse und Notizen:

1. Dualität beschreibt das Prinzip von Gegensätzen, die sich gegenseitig definieren und ergänzen, sowohl in physischen als auch in abstrakten Konzepten.

2. Dualität prägt unsere Wahrnehmung von Realität und beeinflusst unser tägliches Leben und unser Verständnis von uns selbst.

3. Achtsamkeit ist der erste Schritt zur Selbstheilung, da sie uns hilft, unseren Charakter und unsere Gefühle bewusst wahrzunehmen. Dabei erkennen wir, dass wir sowohl gute als auch schlechte Eigenschaften in uns tragen.

4. Dualität hilft uns, unsere Wahrnehmung zu verändern. Indem wir erkennen, dass wir alles in uns haben – sowohl die positiven als auch die negativen Aspekte.

1. Überlege dir 3 Beispiele für Dualität in deinem Leben.

2. Wie siehst du dich? Gut oder schlecht? Beides?

3. Was sagen Freunde über dich, wenn sie dich mit 3 Worten beschreiben müssten?

4. Was sagen Feinde über dich, wenn sie dich mit 3 Worten beschreiben müssten?

Oceans gibt dir Tools zur Achtsamkeit. Du wirst dich erstmals **wirklich** kennenlernen.

KAUSALITÄT UND AKZEPTANZ

Kausalität ist das Verhältnis zwischen Ursache und Wirkung. Ein Ereignis (Ursache) ruft ein anderes Ereignis (Wirkung) hervor.

Es beschreibt die Interaktion von Elementen, die in einer Beziehung zueinanderstehen. Es ist die Dynamik, wie das physische Universum funktioniert. Sir Isaac Newton diskutierte die Kausalität in seinem berühmten Werk «Philosophiae Naturalis Principia Mathematica», in dem er mathematisch erklärte, wie das physische Universum funktioniert. Das 3. Newtonsche Gesetz lautet:

«Besteht zwischen zwei Körpern 1 und 2 eine Kraftwirkung, so ist die Kraft, die Körper 1 auf Körper 2 auswirkt, gleich der Kraft, die Körper 2 auf Körper 1 auswirkt. (...) Dabei sind die **Kräfte** *allerdings* **entgegengesetzt** *gerichtet.»*

(studyflix, 2024)

Newton sagte, dass das Universum mit einer inhärenten Ordnung funktioniert, bei der ein Ereignis zum nächsten führt. Albert Einstein sprach über Kausalität aus der Sicht, dass Dinge nicht zufällig geschehen oder aufgrund einer höheren Macht, die willkürlich entscheidet, wie Dinge passieren sollen. Es gibt einfach eine fortlaufende Reihe von Ereignissen, bei denen jeder eine Reaktion erzeugt, basierend auf den Gesetzen der Physik. Mathematisch gesehen kann Ursache und Wirkung durch die Beziehung «wenn x, dann y» dargestellt werden. Das bedeutet wörtlich, dass das Auftreten einer gegebenen Variablen, in diesem Fall «x», als Konsequenz das Auftreten der Variablen «y» hat. Dies schafft eine bindende Beziehung. Im Kontext des physischen Universums erzeugt dies beispielsweise Bewegung oder Antrieb. Ursache und Wirkung sind der Grund dafür, dass im physischen Universum ständige Veränderungen stattfinden. Im Kontext der Selbstheilung betrachtet Oceans die Kausalität aus mehreren Gründen als grundlegend wichtig. Ganz besonders, weil sie uns zwingt, die Fähigkeit zu entwickeln, Akzeptanz zu üben. Angesichts der Tatsache, dass es Aktion und Reaktion gibt und das gesamte physische Universum auf diesem wichtigen Prinzip beruht, müssen Menschen lernen, zu akzeptieren. Einige wichtige Aspekte der Kausalität als Botschafter für Akzeptanz im menschlichen Dasein sind:

Erstens hat Kausalität einen enormen Einfluss auf menschliche Glaubenssysteme, weil wir innerhalb der Grenzen, die das Gesetz der Kausalität vorgibt, funktionieren müssen. Wir müssen Begrenzungen akzeptieren. Das definiert, was wir für möglich und für nicht möglich halten.

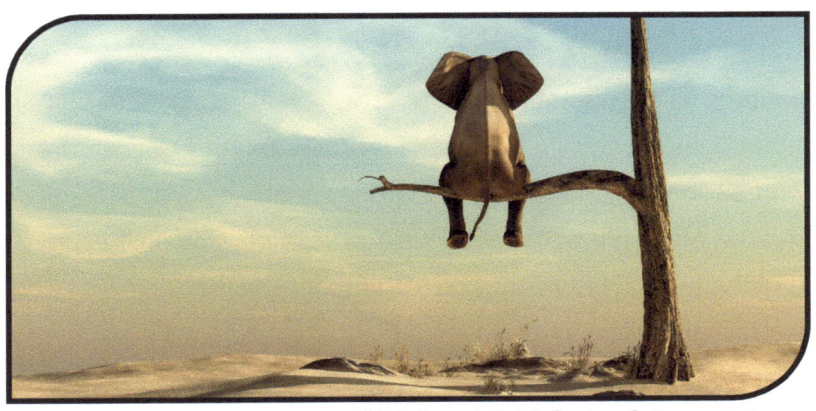

Abbildung 22: Elefant auf einem Ast

Diese Tatsache ist jedoch ein zweischneidiges Schwert. In manchen Zusammenhängen ist dies sehr nützlich, sogar lebensrettend für uns. Der menschliche Körper kann nicht jede extreme Bedingung aushalten. Zum Beispiel extreme Temperaturen oder einen Aufprall aus extremer Höhe. Wir müssen akzeptieren, dass wir regelmäßig schlafen müssen oder dass wir Nahrung und Flüssigkeit zu uns nehmen müssen. Tun wir das nicht, nimmt unsere körperliche Leistungsfähigkeit ab und es kann sogar mit dem Tod enden.

Darüber hinaus kann Begrenzung jedoch auch eine Quelle der Stärke sein. Sie hilft uns, wenn wir uns auf eine ganz bestimmte Sache fokussieren wollen. Wenn nur ein bestimmter Rahmen zur Verfügung steht, kann dies oft dazu verhelfen, dass wir mehr erreichen, als wenn uns unendliche Möglichkeiten zur Verfügung stehen, die uns ablenken. Der Nachteil, innerhalb von Begrenzungen zu existieren, besteht darin, dass wir allmählich eine eingeschränkte Denkweise annehmen, sowohl in Bezug auf das, was wir für möglich halten, als auch in Bezug auf unsere Selbstwahrnehmung.

Zweitens ist Kausalität sowohl unerbittlich als auch nicht verhandelbar. Das macht sie zu einer eindrucksvollen Lebenslehrerin, denn sie bringt uns sehr effektiv dazu, auch extrem schwierige Situationen zu akzeptieren. Diese Prinzipien sind in Bezug auf Selbstheilung sehr wichtig, da sie uns dazu verhelfen, das Leben so anzunehmen, wie es ist.

Übung: Stell dir vor, dein Name steht auf diesem Grabstein. In schönen großen goldenen Buchstaben.

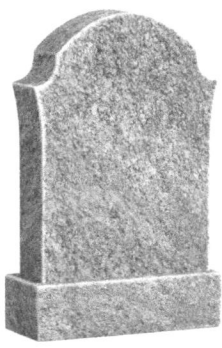

Abbildung 23: Freier Grabstein nur für dich

Tod. Was löst das Thema Tod in dir aus? Auf «x» folgt «y» bedeutet auch auf «Leben» folgt «Tod».

Ein großer Teil der menschlichen Erfahrung besteht darin, zu erkennen, dass wir hier, in diesem Leben, nur für eine begrenzte Zeit sind. Wir werden sterben. Wir wissen nicht genau, wann oder wie. Wir können niemanden vor dem Tod bewahren. Wir leiden, wenn ein geliebter Mensch oder jemand, der uns nahesteht, stirbt. Es ist eine sehr verstörende Erfahrung. Es passiert einfach. Es passiert nicht unbedingt dann, wenn wir es erwarten. Meistens passt es gerade nicht in unseren Alltag. Es ist absolut und es gibt keine Diskussion darüber. Es ist einfach so, und wir müssen es akzeptieren und weitermachen. Für manche kann dies ein sehr traumatisches und schmerzhaftes Ereignis sein. Viele Menschen werden von der Angst vor dem Tod und dem Unbekannten gequält. Ursache und Wirkung: Wir werden geboren und irgendwann sterben wir. Wenn wir darüber nachdenken, erkennen wir vielleicht, dass der Schmerz oder das Mitleid, wenn jemand stirbt, uns selbst gilt. Wir bemitleiden uns, da wir die Person verloren haben. Wenn zum Beispiel jemand unter langer Krankheit und Schmerzen leidet, dann müssten wir ja eigentlich froh sein, dass er oder sie endlich vom Leid erlöst ist, nicht wahr?

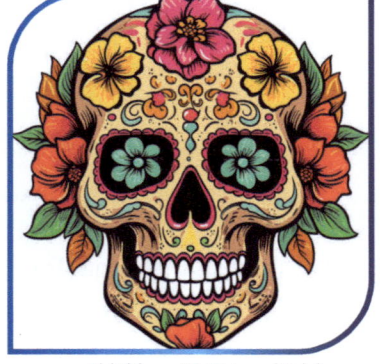

Wir leiden, weil wir gerade die engst mögliche Begegnung mit diesem sehr stillen, sehr kompromisslosen Phänomen von Ursache und Wirkung haben, und es bringt uns unausweichlich mit den eigenen Grenzen,

Abbildung 24: Totenschädel

mit unserer eigenen Endlichkeit in Kontakt. Es konfrontiert uns direkt mit unserer eigenen Ohnmacht.

So wie wir niemanden vor dem Tod bewahren können, können wir auch niemanden vor dem Leben bewahren. Jeder von uns ist allein mit den Erfahrungen, die er durchlebt. Einfacher gesagt: Wir können das Leben eines anderen nicht für ihn leben.

Vor allem in der Eltern-Kind-Beziehung ist diese Tatsache für viele schwer zu ertragen. Viele von uns machen sich übertriebene Sorgen um ihre Kinder oder Eltern. Es kann sehr schwierig sein, die richtige Balance zu finden zwischen dem Setzen von Strukturen, dem Erziehen und gleichzeitig den Raum zu lassen, den unsere Kinder brauchen, um Dinge zu entdecken und zu erleben und sich so zu unabhängigen und verantwortungsbewussten Menschen zu entwickeln. Dasselbe gilt für unsere Eltern. Es ist nicht leicht zu sehen, wie sie älter werden. Unsere starken Vorbilder werden gebrechlicher und vielleicht an einem Punkt sogar hilflos. Sich vorzustellen, wie es für sie sein muss, ist schwer. Das Gefühl zu haben, nicht mehr von den Kindern gebraucht zu werden. In der modernen westlichen Gesellschaft werden ältere Menschen oft als nicht mehr effektiv oder unproduktiv abgestempelt und so aus dem gesellschaftlichen Leben ausgeschlossen. Früher waren die Generationen meist alle unter einem Dach und sowohl jung wie alt hatten gewisse Aufgaben im Familienleben zu erledigen. Man lernte voneinander.

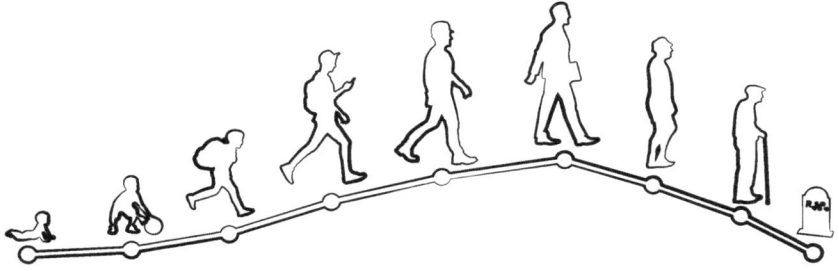

Abbildung 25: Der Kreislauf des Lebens

Die richtige Balance? Wie schaffen wir es, mit Nähe und Distanz im Zusammenhang von Tod umzugehen? Ob wir das wollen oder nicht, am Schluss sind wir trotz aller Beziehungen und Verbindungen, die wir in diesem Leben haben, doch immer allein. In der Tat sind wir allein in unserer Lebenserfahrung, weil niemand sonst das erleben kann, das wir erleben. Niemand kann uns glücklich machen und wir können niemanden glücklich machen.

Wie viele Paare oder Beziehungen erleben Schwierigkeiten wegen des zugrunde liegenden Wunsches, zu gefallen, geliebt und gewollt zu werden? Wir haben eine tiefe Angst abgelehnt zu werden.

Glücklich zu sein ist ein Geisteszustand. Es beginnt und endet in jedem Einzelnen und hängt in keiner Weise von der Aussenwelt ab. Ursache und Wirkung: Wenn wir Erwartungen haben, werden wir früher oder später enttäuscht. Es ist nicht die andere Person, die uns verärgert. Es ist die unerfüllte Erwartung, die wir subjektiv in eine Situation legen.

Die Natur der Genetik ist so beschaffen, dass wir instinktiv dazu getrieben sind, dazugehören zu wollen. Zu einer Gruppe, einem Stamm, einer Familie. Dieser mächtige genetische Rahmen, in dem wir alle existieren, treibt uns an, zu überleben. Wir suchen nach Gemeinsamkeiten, weil die Überlebenschancen größer sind, wenn wir zu einer Gruppe gehören, als wenn wir allein sind. Nachdem du die letzten Absätze gelesen hast, nimm dir einen Moment Zeit, um über die folgenden Fragen nachzudenken:

Was bedeutet Tod für dich? Wie gehst du damit um, wenn jemand, der dir nahesteht, stirbt? Wie fühlst du dich, wenn du daran denkst, dass du letzten Endes «allein» auf dieser Welt bist? Solche Fragen sind für die meisten von uns sehr beunruhigend. Dies ist Kausalität. Wir haben keine andere Wahl, als sie zu akzeptieren, und deshalb hält Oceans dies für so wichtig, weil es uns, ob wir wollen oder nicht, wieder zu uns selbst zurückführt. Wir müssen in uns selbst nach Antworten suchen und uns mit unserer Verletzlichkeit, unserer Ohnmacht, unserer Zerbrechlichkeit und Endlichkeit auseinandersetzen.

Akzeptanz ist das zweite der drei Prinzipien, die Oceans in sein Modell der Selbstheilung integriert. Kausalität fordert Akzeptanz. Heilung kann nur geschehen, wenn wir die Dinge so akzeptieren, wie sie sind. In Bezug auf Krankheit bedeutet es, die Krankheit zu akzeptieren. Das bedeutet nicht, dass wir uns darüber freuen oder wollen, dass es so bleibt. Aber indem wir die Krankheit in einem ersten Schritt anerkennen, können wir dann beginnen, etwas zu tun. Das gilt nicht nur für Krankheit, sondern für alle Umstände in unserem Leben, mit denen wir nicht zufrieden sind. Wir müssen uns aktiv mit uns selbst auseinandersetzen. Wir müssen das Problem in die Hand nehmen, Verantwortung übernehmen und Lösungen finden. Wenn wir keine Energie mehr aufwenden, die Situation oder Krankheit zu bekämpfen und uns selbst zu bemitleiden, gewinnen wir Zeit, Kraft und Platz, um auf unsere Heilung zu arbeiten.

Wir investieren unsere Anstrengung und unsere Absicht in uns selbst, wir begegnen uns selbst und können so beginnen zu heilen. Krankheit wird erzeugt, da wir uns selbst vergessen haben. Erinnerst du dich? Der logische Umkehrschluss kann daher nur sein, uns selbst wiederzufinden, um Gesundheit zu erzeugen. Auch das ist Ursache und Wirkung.

DENKANSTÖSSE UND NOTIZEN:

1. Das Prinzip von Ursache und Wirkung ist unerbittlich und fordert uns dazu auf, unser Leben und seine Begrenzungen zu akzeptieren, was essenziell für den Prozess der Selbstheilung ist.
2. Wir müssen die physischen und mentalen Begrenzungen, die das Gesetz der Kausalität uns auferlegt, anerkennen. Diese Begrenzungen können sowohl einschränkend als auch stärkend wirken.
3. Der Tod und die Erkenntnis, dass wir letztendlich allein in unserer Lebenserfahrung sind, führen uns zur Akzeptanz.
4. Heilung beginnt, wenn wir unsere Situation, sei es Krankheit oder ein anderes Problem, akzeptieren, Verantwortung übernehmen und aktiv nach Lösungen suchen, anstatt in Widerstand oder Selbstmitleid zu verharren.

1. Wo siehst du deine Einschränkungen und Begrenzungen in deinem Leben?
2. Was bedeutet Tod für dich?
3. Bist du mit dir und deinem Leben zufrieden und kannst alles akzeptieren?

Oceans ist der Überzeugung, dass jeder von uns durch Akzeptanz zu sich selbst findet und lernt, sich zu lieben.

DIE EINHEIT UND LOSLASSEN

Du hast bereits einiges über «Dualität und Achtsamkeit» und «Kausalität und Akzeptanz» gelesen. Sehen wir uns also auch die Einheit und das Loslassen an.

Kannst du dich erinnern? *Wir sind gefüllt mit voller Leere und umgeben vom Nichts.* Im Kapitel «Mikro und Makro» haben wir versucht zumindest ein paar Beispiele zu geben, die hoffentlich veranschaulichen konnten, wie sehr alles in unserem Universum zusammenhängt.

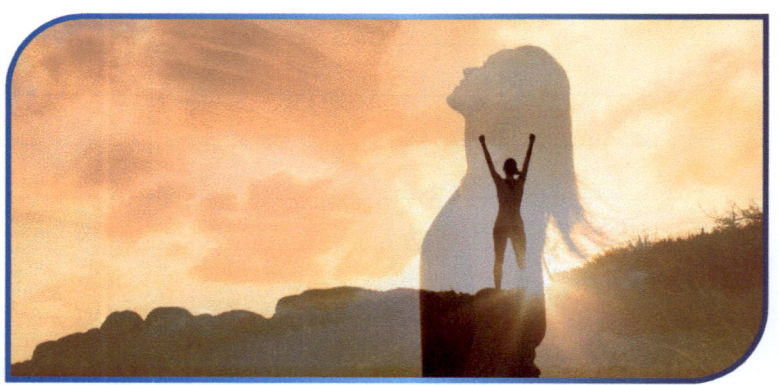

Abbildung 26: Die Einheit in uns

Unser physischer Körper ist nicht nur abhängig von der Dimension der Dualität, sondern erlebt alles auf dieser Ebene. Mit Hilfe von unseren Sinnen, Sehen, Hören, Fühlen, Riechen und Schmecken erfahren wir die Welt.

Unsere Seele hingegen gehört einer anderen Welt an. Nämlich der Welt der Einheit. Was bedeutet das? Einheit? Es ist das Alles und das Nichts zur gleichen Zeit.

Es ist die Fähigkeit, sich mit allem verbunden zu fühlen. Es geht darum, eine Beziehung zum Ganzen aufzubauen. Erst, wenn wir es schaffen, alles so anzunehmen, wie es ist, also keine Erwartungen oder Vorstellungen von den Dingen und unserem Leben zu haben, beginnen wir in diesen Seelenfrieden, den wir Einheit nennen, einzutauchen. Es ist der Moment, in dem wir es schaffen, gänzlich loszulassen. Die Einheit ist, was uns umgibt und durchdringt. Wir sind die Einheit. Wir haben nur die Fähigkeit verloren, uns als solche wahrzunehmen.

Groteskerweise kommen wir zwar von dort und gehen dorthin zurück, aber das Leben lenkt uns so sehr ab, dass nur wenige Menschen sich an ihr «wahres Sein» erinnern können. Erst wenn wir die von der Gesellschaft festgelegten Anschauungen und Regeln loslassen, werden wir verstehen, dass nichts so ist, wie es scheint. Wir leben in einer physisch-materiellen Welt, die wir, obwohl sie uns von der Wahrheit fernhält, liebgewonnen haben. Wir haben sie liebgewonnen, weil sie uns sanft schaukelt, uns vernebelt und uns in Strukturen wiegt, in denen wir nicht denken und vor allem nicht fühlen müssen.

Obwohl jeder Mensch, und davon sind wir überzeugt, einzig auf der Welt ist, um sich selbst zu finden, vertreiben wir uns die Zeit in diesem kurzen Leben, um immer mehr Reichtum und immer mehr «äussere Anerkennung» zu bekommen. Wir sind gefangen in der Dualität, wo wir der Kausalität der Dinge nicht entkommen.

Wir suhlen uns in diesen Strukturen, die wir vom Kindesalter aufgezwungen bekommen haben. Was ist richtig und was falsch? Wer oder was setzt den Massstab? Kann jemand anders darüber entscheiden, wo meine Grenzen sind? Was ich mit meinem Leben machen möchte?

Uns wird sogar gesagt, wen wir, wie lieben dürfen. Uns wird gesagt, dass wir unsere Nächsten so lieben sollen wie uns selbst. Wie sollen wir jedoch unseren Nächsten lieben, wenn wir uns selbst nicht lieben? Hat dir als Kind jemand gesagt, dass du dich selbst lieben sollst? Es sollte eigentlich heissen, liebe deinen Nächsten erst, wenn du dich selbst liebst. Hier kommen wir direkt auf einen der Kernpunkte unseres Daseins auf dieser Welt. Der Sinn unseres Lebens (das haben wir alle gemeinsam) ist es, uns selbst zu finden. Wir sollten uns wahrlich im Kern erkennen, uns akzeptieren und dann alles loslassen. Go with the flow.

Das klingt sehr abstrakt und für manche vielleicht komisch, aber genau das ist der einzige Grund, warum wir hier sind. Es ist eine von vielen Reisen, bei denen wir die Möglichkeit haben uns selbst zu entdecken. Das Aussen, unsere Mitmenschen geben uns die Gelegenheit dazu. Wie wir nun schon mehrfach gelesen haben, sind wir gebaut, um Verbindungen und Beziehungen zu schaffen. Diese Beziehungen geben uns Sicherheit, aber auch Freud und Leid.

Denkanstösse und Notizen:

1. Seelenfrieden entsteht, wenn wir alles annehmen und loslassen, ohne Erwartungen oder Bewertungen zu haben, und uns mit allem verbunden fühlen, das ist.
2. Die physische Welt und ihre Strukturen lenken uns vom Erkennen unseres wahren Selbst ab und fesseln uns in eine materialistische, dualistische Sichtweise.
3. Der tiefere Lebenssinn besteht darin, sich selbst zu finden. Indem wir sowohl das Gute als auch das Schlechte in uns annehmen, ohne zu bewerten, erkennen wir uns ganz.
4. Erst wenn wir uns vom Aussen lösen und nach Innen kehren, finden wir unsere ganz persönliche Wahrheit und werden das Leben leben, von dem wir träumen.

1. Hast du schon einmal von der Einheit gehört? Willst du deine Frequenz so erhöhen, dass du dort hinkommst?
2. Hast du das Gefühl, dass du dich selbst wirklich kennst und du in deinem Leben das machst, was du wirklich machen willst?
3. Was fällt dir in deinem Leben schwer loszulassen?

Oceans hilft dir deine Frequenz zu erhöhen, damit du das anziehst, was du dir wünschst. Lerne durch verschiedene Techniken in höhere Bewusstseinsebene zu kommen.

NACHWORT

Wir hoffen, wir konnten dir auf den gelesenen Seiten verschiedene neue Perspektiven eröffnen. Du hast erfahren, was wir als den Rahmen von Oceans Self-Healing bezeichnen würden.

Wir haben über die westliche Medizin gesprochen, der wir auf jeden Fall zum Dank verpflichtet sind, da sie in vielen Situationen Leben rettet. Wir sind jedoch der Ansicht, dass dieser medizinische Ansatz durch eine holistischere Sicht auf das Leben, auf Gesundheit und Krankheit eine noch viel grössere Veränderung bewirken könnte. Anstatt die Macht abzugeben und nur die Symptome zu behandeln, könnten wir so einen neuen Zugang zu unserer eigenen Gesundheit bekommen und das Problem beim Ursprung packen.

Wir haben auch gelesen, wie sehr wir von unserer DNA geprägt sind. Wie sie all unsere lebenswichtigen Funktionen im Körper steuert und das meiste unbewusst geschieht. Durch die modernen Forschungen in der Epigenetik wird immer deutlicher, dass wir durch Aufmerksamkeit sogar diesen Aspekt beeinflussen können. Zudem war die Rede vom Nervensystem und wie es als eine Art Dolmetscher in unserem Körper fungiert. Informationen aufnimmt und ans Gehirn weitergibt. Wie es umgekehrt Gedanken in Gefühle verwandelt und diese wiederum an unseren physischen Körper weiterleitet. Du hast gelesen, was die Quantenphysik über die Leere, den Zufall und den Beobachter zu sagen hat. Du bist eingetaucht in eine faszinierende Welt, in der Wissenschaft und Philosophie eine Brücke schlagen. Die Quantenphilosophie. Wir haben versucht, dir zu zeigen, wie sehr alles in unserem Universum zusammenhängt und wir alle

Teil eines grösseren Ganzen sind.

Du hast einen Einblick in die 3 Schlüssel zur Selbstheilung bekommen. Achtsamkeit – sich bewusstwerden, wer wir wahrlich sind. Wie wir es schaffen, authentisch zu sein und unsere eigenen Gefühle und Wünsche zu erkennen. Akzeptanz – das Annehmen von allem, was sich uns im Leben zeigt. Sich bewusst zu werden, dass wir alles generieren. Wir akzeptieren, dass das Leben uns nicht passiert, sondern wir es erschaffen. Wir lernen zu akzeptieren, dass wir in diesem Moment gerade an dem Punkt sind, an dem wir eben sind. Wir nehmen alles an und werden frei von Beurteilung oder Verurteilung von uns selbst oder von anderen Menschen. Loslassen- wir schaffen es loszulassen. Wir schliessen Frieden mit unserer Vergangenheit. Wir werden uns bewusst, dass wir an der Vergangenheit nichts ändern können. Es war. Es ist vorbei und wird nie wieder zurückkommen. Wir lösen uns von alten Mustern, von Schuld und Verurteilung. Wir lassen los und befreien uns von den Fesseln, die uns in der Gegenwart blockieren. Wir sind im jetzt und gestalten unser Leben in jedem Moment bewusst und authentisch.

Du bist sicher mit uns einverstanden, dass es eine Sache ist, über die Theorie zu lesen, wirkliche Veränderung, aber erst passieren kann, wenn es an die Praxis geht. Unsere Vision mit Oceans Self-Healing ist es dich auf deinen persönlichen Weg zu begleiten. Wir wollen nicht nur all unser Wissen mit dir teilen, sondern dir praktische Tipps und Übungen geben, damit du sie direkt und einfach in deinen Alltag integrieren kannst. Wir wissen, dass es viele Ratgeber und Selbsthilfebücher gibt. Glaube uns, wir haben das auch schon des Öfteren erlebt. Man liest ein Buch oder macht einen Kurs und ist am Anfang ziemlich motiviert. Nach ein paar Tagen oder Wochen kommt der Alltag und die alte Routine dann immer stärker in unser Leben zurück und ausser einer kurzen Veränderungsphase hat sich am Schluss nicht wirklich etwas getan. Wir wollen dich langfristig begleiten, denn unser Ziel ist es, dass du eine wirkliche Veränderung erfährst. Du wirst anderen Menschen ein Vorbild sein und durch deine neue Art zu denken und vor allem zu handeln auch ihnen helfen, ein gesünderes und glücklicheres Leben zu führen.

Unsere Workshops und Programme sehen immer eine persönliche Betreuung vor. Das können Life-Calls, Telefongespräche, Chatgruppen für den Austausch oder auch Live-Events sein. Uns ist es wichtig, dass du dich jederzeit mit deinen Fragen und Anliegen an uns wenden kannst. Wir sind da, um dich zu begleiten und wenn nötig auch zu stupsen, denn wir wollen, dass du an dein Ziel kommst. Wir wollen, dass du ein gesundes Leben führst, in dem du genau das tust, das dich zu einem glücklichen und erfüllten Menschen macht.

Verschiebe deine Entscheidung nicht auf irgendwann, denn jetzt beginnt der Rest deines Lebens. Wenn du dein Leben und deine Gesundheit selbst in die Hand nehmen willst, dann handle jetzt. Dieses Buch gibt dir einen Überblick, kann ein persönliches Gespräch jedoch nicht ersetzen.

Heilung beginnt bei dir – wir freuen uns, dich persönlich kennenzulernen.

OCEANS SELF-HEALING

Wir hoffen, dass du mit diesem Buch deine Perspektive auf das Leben und deine persönliche Einstellung zu Gesundheit und Krankheit erweitern konntest.

Wenn du dich von der Methode angesprochen fühlst und dich entscheidest, dein Leben selbst in die Hand zu nehmen, dann trage dich zu einem kostenlosen Potenzialgespräch ein und erschaffe deine eigene Erfolgsgeschichte. Wir nehmen uns die Zeit, dich kennenzulernen und schauen uns an, wo du gerade stehst um gemeinsam, die für dich passende Strategie zu erarbeiten.

Jasmin&Leo

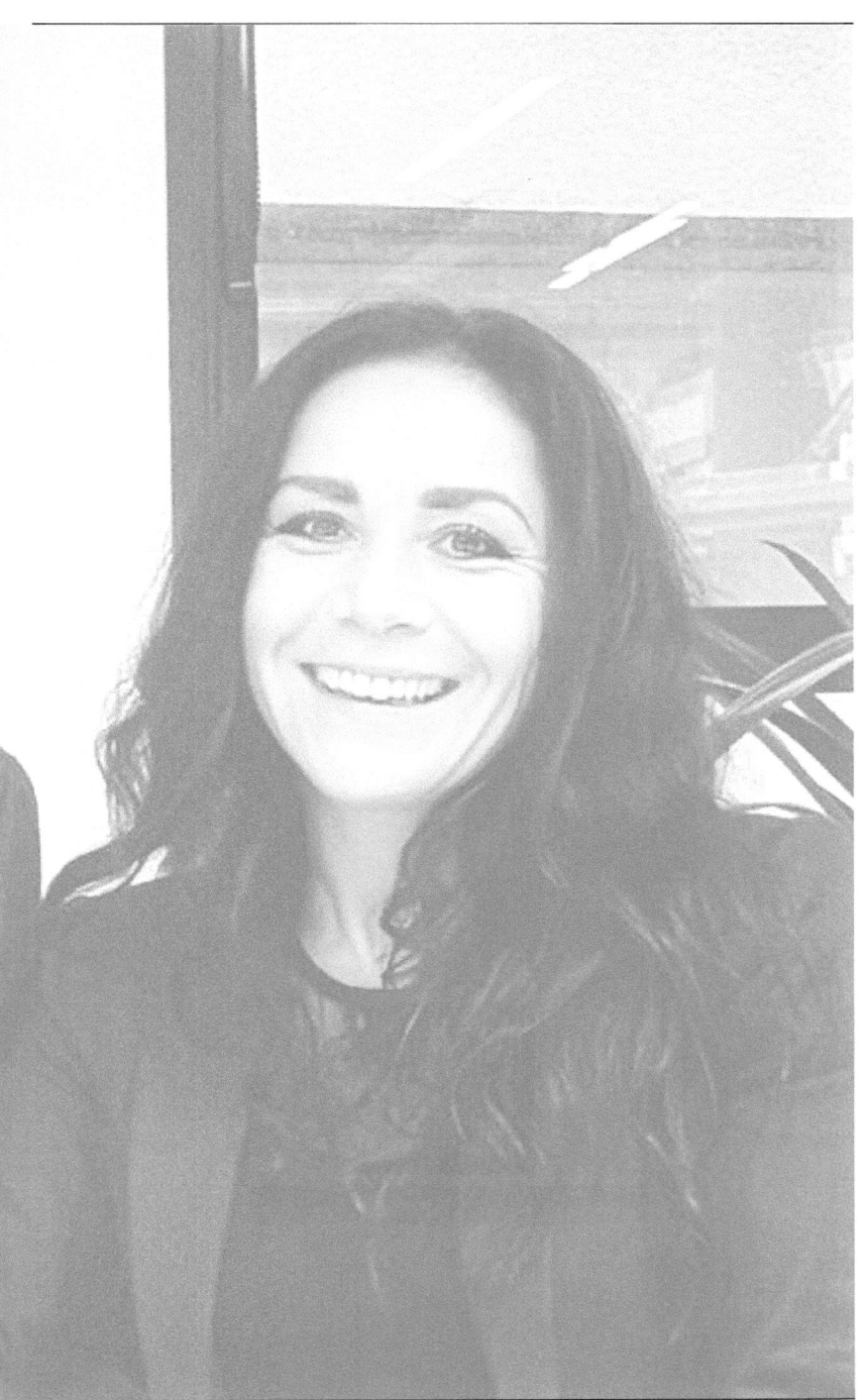

www.oceans-selfhealing.com

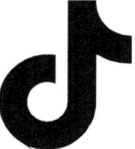

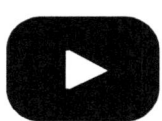

Literaturverzeichnis

Akademie für Potentialentfaltung. (14. 03 2024). Von https://akademiefuerpotentialentfaltung.org/marketplace/aus-einem-brief-von-albert-einstein-an-einen-rabbi-1950/ abgerufen

Bauer, M. (2016). *Quantenphsik und die Frage nach Gott. Einführung in ein neues Weltbild.* Rehlingen-Siersburg: Create Space.

Brennan, B. A. (1987). *Hands of light.* NY: Bantam Books.

Brennan, B. A. (1987, S. 49-50). *Licht-Arbeit.* München: GGP Media GmbH.

Büchel, C. (2006). *Bundesministerium für Bildung und Forschung.* Von https://www.gesundheitsforschung-bmbf.de/de/placebo-effekt-sichtbar-gemacht-2847.php abgerufen

Coats, C. (2001). *Living Energies.* Dublin 12: Gill Bocks.

Davies, B. (2007). *Chakras. Tore zur Seele.* München: Heyne.

Duden. (04. 02 2023). *Duden.de.* Von https://www.duden.de/rechtschreibung/mental_geistig_gedanklich abgerufen

Ganteför, G. (2021). Das Vakuum als Substanz - Weltbild der Physik (2) I Grenzen des Wissens -Vorlesung. youtube - https://www.youtube.com/watch?v=-O3Xgs42900&t=2929s.

Ghose, T. (21. Februar 2024). *Live Science.* Von https://www.livescience.com/27881-feynman-double-slit-experiment-performed.html abgerufen

Greenlane. (01. 03 2024). Von https://www.greelane.com/de/wissenschaft-technologie-mathematik/wissenschaft/what-are-some-examples-of-atoms-603804 abgerufen

Gross, R. E. (4. März 2020). *Scientific american.* Von
https://www.scientificamerican.com/article/the-clitoris-uncove-
red-an-intimate-history/ abgerufen

Grün, P. A. (2015). *Zwei Seiten einer Medaille. Gott und die
Quantenphysik.* Münsterschwarzach: Vier Türme.

Haag-Wackernagel, D. (2023). Von haag-wackernagel:
http://haag-wackernagel.ch/ abgerufen

Hagner, M. (2021). *Foucaults Pendel und wir.* Köln: Walther König.

Huber, J. (2016). *Es existiert.* Wien: edition a.

Huber, J. (2017: 206). *Der holistische Mensch.* Wien: edition a.

Hunt, V. (2009). *Valerie V. Hunt.* Von
http://valerievhunt.com/ValerieVHunt.com/Valerie_Hunt_EdD.
html abgerufen

Köhler, U. (22. 3 2023). Die grossen Fragen- Wie kam das Wasser
auf die Erde. (K. Möbius, Interviewer)

LEIFI. (21. Februar 2024). *LEIFI physik.* Von
https://www.leifiphysik.de/optik/farben/versuche/newtons-ver-
suche-zu-den-farben abgerufen

Leitenstorfer, A. (12. 11 2015). *Welt der Physik.* Von
https://www.weltderphysik.de/gebiet/teilchen/quanteneffek-
te/vakuumfluktuationen/#:~:text=Physiker%20nehmen%20
an%2C%20dass%20die,auftauchen%20und%20sofort%20wie-
der%20verschwinden. abgerufen

Marshall, C. (12 2017). *Goethe Institut.* Von
https://www.goethe.de/ins/us/en/sta/los/bib/feh/21891928.
html abgerufen

Max-Planck-Institut. (25. 09 2024). *Max Planck Institut für
Radioastronomie.* Von https://www.mpifr-bonn.mpg.de/563197/

einteilung abgerufen

Oxford, R. (2024). Von
(https://www.google.com/search?q=self-awareness+definition&oq=self-awareness&gs_lcrp=EgZjaHJvbWUqBwgBEAAYgAQyCQgAEEUYORiABDIHCAEQABiABDIHCAIQABiABDIHCAMQABiABDIHCAQQABiABDIHCAUQABiABDIHCAYQLhiABDIHCAcQABiABDIHCAgQABiABDIHCAkQABiABNIBCDgxMThqMGo3qAIAsAIA&s abgerufen

Sadhguru. (2016). *Die Weisheit eines Yogi. Wie innere Veränderung wirklich möglich ist.* New York / München: Barth.

Schauberger, V. (1930). Wasser - das Blut der Erde. In *Sampler aus wichitgen Schriftstücken* (S. 299). Wien.

Schwarzenegger, A. (2023). *Be useful. Sieben einfache Regeln für ein bessres Leben.* Köln : Lübbe Life.

Simon, M. (10. 06 2024). *ETH Zürich.* Von https://experimente.phys.ethz.ch/de/100/10000/20078/ 30205 abgerufen

Simpleclub. (01. 03 2024). Von https://simpleclub.com/lessons/physik-atommodell-nach-bohr abgerufen

Smarter, S. (15. 05 2024). Von Study Smarter: https://www.studysmarter.de/schule/mathe/geometrie/goldener-schnitt-mathe/ abgerufen

Spierling, V. (1990). *Kleine Geschichte der Philosophie. 50 Porträts von der Antike bis zur Gegenwart.* München: Piper.

Studyflix. (23. 05 2023). *studyflix.* Von https://studyflix.de/geschichte/kleopatra-5097 abgerufen

Studyflix. (10. 10 2024). Von
https://studyflix.de/ingenieurwissenschaften/newtonsche-axiome-1432 abgerufen

Thieme, via medici. (03. 03 2024). Von
https://viamedici.thieme.de/lernmodul/543058/537940/atome+aufbau+und+eigenschaften# abgerufen

Titz, S. (08. 07 2016). *Welt der Physik.* Von
https://www.weltderphysik.de/gebiet/erde/atmosphaere/meere/herkunft-des-wassers-auf-der-erde/ abgerufen

Tokös, I. I. (15. 07 2023). *die quelle de.* Von
https://www.quellonline.de/wasser-ist-heilig/ abgerufen

USZ. (21. 08 2024). *USZ.* Von
USZ: https://www.usz.ch/krankheit/stress/#:~:text=Bluthochdruck%2C%20Herzrhythmusst%C3%B6rungen%2C%20Herzinfarkt%2C%20Schlaganfall,%2C%20Reizdarm%2DSyndrom%20(RDS) abgerufen

Volgger, D. (2019). Das wissenschaftliche Bibellexikon im Internet.

Von Hirschhausen, E. (26. 01 2019). *Frankfurter Rundschau.* Von
https://www.fr.de/panorama/farbe-gedanken-11494624.html abgerufen

Wandstyle. (27. 02 2021). *Wandstyle.* Von
https://www.wandstyle.com/magazin/die-fibonacci-zahlenfolge-design-und-proportion-eine-spirale-weist-den-weg abgerufen

Warnke, U. (2011). *Quanten Philosophie und Spiritualität.*
München: Scorpio.

Wikipedia. (01. 03 2024). Von
https://de.wikipedia.org/wiki/Atom#:~:text=Atome%20(von%20altgriechisch%20%E1%BC%84%CF%84%CE%BF%CE%BC%CE%BF%CF%82%20%C3%A1tomos,r%C3%A4umliche%20Anordnung%20ihrer%20Atome%20festgelegt. abgerufen

Wikipedia. (09. 04 2024). Von
https://de.wikipedia.org/wiki/Najade#/media/Datei:Les_Naia-des_de_la_mer.jpg abgerufen

Wikipedia. (13. 03 2024). Von
https://de.wikipedia.org/wiki/Harald_Lesch abgerufen

(Yubrain 03. Yubrain 03 2024). Von Yubrain:
https://www.yubrain.com/de/wissenschaft/wie-viele-ato-me-gibt-es-im-menschlichen-korper/#:~:text=Insgesamt%20 und%20ungef%C3%A4hr%20besteht%20unsere%20Zusam-mensetzung%20aus%2065,kann%20als%207%20x%2010%20 27%20ausgedr%C3%BCckt%20werden. abgerufen

Zeilinger, A. (14. 05 2006). Ist Teleportation bald möglich? (B. Senn, Interviewer)

Abbildungsverzeichnis:
Abbildung 1: Elektromagnetisches Spektrum
Abbildung 2: Das Energiefeld des Körpers
Abbildung 3: Verbindung der Energiefelder
Abbildung 4: Mobilfunknetz
Abbildung 5: Synapsen im Gehirn
Abbildung 6: Nervenbahnen des Körpers
Abbildung 7: DNA - Doppelhelix
Abbildung 8: Hippie-Sonnenbrille in Pink
Abbildung 9: Atommodell von Bohr
Abbildung 10: Atommodell Niels Bohr
Abbildung 11: Nachbildung des Pendels von Foucault im Centro Professionale Tecnico in Biasca (CH)
Abbildung 12: Rosettenbahn eines Foucault-Pendel Experiments. Foto: ETH Zürich, D-PHYS (Dr. Marius Simon)
Abbildung 13: Atommodell von Niels Bohr und Rosettenbahn Experiment Foucault Pendel ETH Zürich
Abbildung 14: Gustave Doré: Die Najaden des Meeres (um1870)
Abbildung 15: Experiment Kristalle: Masaru Emoto (ourpeacefulplanet.com)
Abbildung 16: Wasseroberfläche Erde
Abbildung 17:Wasser im menschlichen Körper
Abbildung 18: Fibonacci - Folge als Spirale
Abbildung 19: Fibonacci-Gleichung in Sonnenblumen